Sabine Maur-Lambert
Andrea Landgraf
Klaus-Ulrich Oehler

Gruppentraining für ängstliche und sozial unsichere Kinder und ihre Eltern

Sabine Maur-Lambert
Andrea Landgraf
Klaus-Ulrich Oehler

Gruppentraining für ängstliche und sozial unsichere Kinder und ihre Eltern

[redacted]

borgmann

Edition: borgmann publishing

Gesamtherstellung: Löer Druck GmbH, Dortmund

Bestell-Nr. 8323 ISBN 3-86145-246-4

Inhalt

Kapitel 1
Einführung und Überblick

Obwohl etwa 10-15% aller Kinder als ängstlich und etwa 5% als klinisch auffällig ängstlich gelten, werden diese Kinder doch häufig übersehen und zu selten bzw. erst sehr spät behandelt. Dies wohl auch deshalb, weil sie sich „gut benehmen" und für andere weder störend noch gefährlich sind, wie es hyperaktive und aggressive Kinder sein können. Auch die Schulkarriere ist meist nur bei starken Angststörungen gefährdet. Entsprechend sind Angststörungen bei Kindern und die entsprechenden Behandlungsmethoden auch wissenschaftlich deutlich weniger gut untersucht, als dies bei externalisierenden Störungen der Fall ist, obwohl internalisierende Störungen im Grundschulalter die zweithäufigste Störungsgruppe bilden (Craske, 1997). Erst in den letzten acht Jahren wurden komplexere Interventionsmaßnahmen entwickelt und systematisch evaluiert (siehe dazu Kapitel Forschungsstand).

Es war deshalb unser Ziel, ein Gruppentraining für ängstliche und sozial unsichere Grundschulkinder und deren Eltern zu schaffen, dass im ambulanten Rahmen flexibel einsetzbar und vom äußeren Rahmen her praktikabel ist. Gleichzeitig sollte es auf der Grundlage des verfügbaren Forschungswissens basieren. Es wendet sich nicht nur an Kinder mit bereits manifesten Angststörungen, sondern auch an solche mit subklinischen Beschwerden im Sinne einer präventiven Maßnahme (vgl. Dadds et al., 1997). Tab. 1 gibt einen Überblick über das Training.

Im September 2001 wurde unserem Training der mit 5000 € dotierte Förderpreis der „Stiftung für ambulante Psychiatrie und Psychotherapie im Kindes- und Jugendalter – Christian K.D. Moik Stiftung" verliehen. Das Training selbst entstand im Rahmen der Sozialpsychiatrievereinbarung in der Praxis Drs. Oehler, Klein und Kreienkamp, Würzburg, und wird dort seit 1999 regelmäßig durchgeführt.

Warum werden die Eltern integriert?
Neben der Belastung für die Kinder selbst und den Einschränkungen im Alltag, die Folge des Vermeidungsverhaltens bei Angst sein können, kommt es häufig für die ganze Familie zu Veränderungen: das Kind darf wieder im Bett der Eltern schlafen, die Mutter steht ihm ständig zur Seite, der Papa übernimmt alle für das Kind unangenehmen Aufgaben, das Geschwisterkind hat erst mal „zurückzustehen". Nicht selten entstehen eheliche Konflikte über die „richtige" Art und Weise, mit dem ängstlichen Kind umzugehen, und die Eltern machen sich Sorgen über die weitere Entwicklung des Kindes (Ginsburg et al., 1995). Andererseits können kindliche Angststörungen natürlich auch durch familiäre Einflüsse verursacht bzw. aufrechterhalten werden.
Insofern sind bei kindlichen Ängsten immer Familien als ganze betroffen, und so sollten die Probleme behandelt werden: auf der Ebene des einzelnen Kindes und auf der Ebene seiner Familie. Unser Training wurde deshalb als Training für Kinder und ihre Eltern konzipiert, in der die Arbeit mit dem Kind und die mit seiner Familie gleichberechtigt nebeneinander stehen. Diese Konzeption folgt nicht nur unserer klinischen Erfahrung, sondern auch den Forschungsergebnissen der letzten Jahre. Insbesondere für Grundschulkinder ließen sich in Angsttrainings bei Einbezug der Eltern deutlich positivere Effekte finden (siehe dazu Kapitel Forschungsstand).

Warum Grundschulkinder?
Forscher und Kliniker sind sich darüber einig, dass die Prognose für ein Kind um so schlechter ist, je früher eine Angststörung einsetzt, je länger sie andauert und je später der Be-

Rationale	kognitiv-verhaltenstherapeutisch orientiertes Manual eines Gruppentrainings unter intensivem Einbezug der Eltern für ängstliche und sozial unsichere Kinder
Altersbereich	7 bis 10 Jahre
Störungsbilder	• subklinische und leichte bis mittlere Angststörungen (soziale Ängste, generalisierte Angststörung, Phobien, Leistungsängste) • sozial unsichere Kinder • depressive Kinder mit Problemen in der sozialen Kompetenz
Kontraindikationen	schwere Emotional- oder sonstige kinderpsychiatrische Störungen, große familiäre Probleme, Lernbehinderung
Umfang	• 10 Trainingsstunden: 60 Minuten Kinder, 30 Minuten Eltern, einmal wöchentlich • (mindestens) eine einzeltherapeutische Beratung • drei Elternabende • vorangehend: Diagnostik, Auswahlverfahren • insgesamt Dauer von ca. 4-5 Monaten
Inhalte/Ziele Kinder	• bessere Wahrnehmung und Ausdruck von Emotionen • negative Kognitionen werden durch positive ersetzt • Förderung von Motivation und Selbstvertrauen • Förderung sozial kompetenten und angstfreieren Verhaltens in einer Gruppe • sinnvoller Umgang mit Angst, Wut und Trauer • Förderung von Empathie • Erlernen von Entspannung
Inhalte/Ziele Eltern	• intensive Psychoedukation zu kindlichen Ängsten und Unsicherheiten (Genese, Aufrechterhaltung, Rolle der Familie) • Verbesserung der Eltern-Kind-Beziehung • Stärkung der Erziehungskompetenz, insb. im Hinblick auf die kindlichen Ängste, mit dem Ziel des Selbstmanagements • Austausch und Motivation der Eltern innerhalb der Gruppe
Methoden	primär kognitiv-verhaltenstherapeutisch orientierte Methoden wie Rollenspiele, differentielles Feedback, Lernen am Modell, Prompting, graduelle Exposition, Kontingenzmanagement, Gruppenarbeit, wöchentliche Hausaufgaben, Entspannungstechniken, kognitive Umstrukturierung, Selbstinstruktionen, Psychoedukation, Voraussetzung: gute therapeutische Beziehung; berücksichtigt werden auch Heilpädagogik, systemische Familientherapie, Psychologische Therapie (Grawe)

Tab. 1: Das Training im Überblick

handlungsbeginn ist (Bernstein et al., 1996). Deshalb haben wir unser Training schon für das Grundschulalter konzipiert. Wir haben kognitive Elemente bewusst einfach gehalten bzw. in sehr spielerischer Form angelegt, um auch jüngeren Grundschulkindern eine Teilnahme zu ermöglichen. Für die Eltern erschien es uns sinnvoll, möglichst früh ungünstige Kreisläufe, die der Aufrechterhaltung der Problematik dienen, zu durchbrechen bzw. durch positive Erziehungsroutinen zu ersetzen. Damit ist dieses Training nicht nur als Intervention, sondern auch als Prävention gedacht.

Warum die Behandlung in einer Gruppe?
Die meisten emotionalen Störungen im Kindesalter kennen als einen wichtigen Faktor die Angst vor der Bewertung durch andere und/oder den Mangel an altersangemessenen sozialen Fertigkeiten (siehe dazu Kapitel Forschungsstand). Beide Probleme lassen sich im einzeltherapeutischen Rahmen nicht angemessen beobachten und angehen. Aber auch für Eltern hat sich eine Behandlung in Gruppen als positiv erwiesen: sie fühlen sich mit ihren Problemen weniger allein, profitieren vom Austausch untereinander und zeigen u.E. eine bessere Compliance. Ein weiterer Faktor ist natürlich der der zeitlichen und finanziellen Ökonomie.

Warum eine Dauer von 10 Stunden?
Der Gedanke „je mehr Therapie, desto besser“ hat sich bei einer Reihe von Störungen als *nicht* richtig erwiesen. Unsere Idee war die einer Kurzzeitintervention, die in der Praxis durchführbar sein und auch Familien mit begrenzten (finanziellen und zeitlichen) Ressourcen ansprechen sollte. Gleichzeitig muss natürlich gewährleistet sein, alle wichtigen störungsspezifischen Variablen abzudecken. Zwischen diesen beiden Zielen haben sich 10 Stunden als machbarer Kompromiss erwiesen.
Natürlich kann das Training erweitert werden, sowohl mit Einzelgesprächen als auch mit weiteren Gruppenstunden, wenn die behandelnden Therapeutinnen dies für nötig und sinnvoll erachten. Dies hängt v.a. von den Merkmalen der teilnehmenden Familien ab.

Warum die Berücksichtigung und ausführliche Schilderung des Forschungsstandes?
Therapeutinnen sollten „ihr Vorgehen aus einer guten Kenntnis des allgemeinen **und** störungsspezifischen psychischen Funktionierens heraus sowie auf der Grundlage empirisch fundierter allgemeiner **und** störungsspezifischer Wirkprinzipien planen“ (Grawe, 1999, S.40). Wir haben das therapeutische Vorgehen deshalb in Anlehnung an die Ergebnisse der wissenschaftlichen Untersuchungen zu Angststörungen bei Kindern geplant, die im Literaturteil entsprechend rezipiert sind. Besonders berücksichtigt wurden Arbeiten zu Kognitionen, Emotionen und Handlungsdefiziten bei ängstlichen und unsicheren Kindern, die bisherigen Behandlungsstrategien und -effekte sowie die Rolle der Familie bei Entstehung und Aufrechterhaltung der emotionalen Probleme.

Warum ein stark strukturiertes Manual?
Wir begreifen ein solches Manual als Chance und nicht als Einschränkung therapeutischen Handelns:
- das Manual soll eine Art „roter Faden“ sein, der allen Beteiligten (Kindern, Eltern und Therapeuten) Transparenz und Sicherheit vermittelt
- ein solches Manual kann und soll natürlich eine Einzeltherapie nicht ersetzen, wenn sie indiziert ist, möglicherweise aber ergänzen
- ein Manual bekommt erst Leben durch die **individuelle Handhabung der Therapeutinnen** und die jeweilige Dynamik der Kinder- und Elterngruppe

Dieses Manual soll kind- und elterngemäße Materialien liefern, die natürlich nach Bedarf geändert und verbessert werden können (und im übrigen teilweise auch im einzeltherapeutischen Setting eingesetzt werden können). Um das ganze für zukünftige Therapeuten etwas „mit Leben“ zu füllen, haben wir ein ausführliches Fallbeispiel eingefügt.

Kapitel 2
Forschungsstand: Ein kurzer Überblick

2.1 Informationen zu Störungsbildern

1. Klinisches Bild und Indikation

Ängste gehören zur kindlichen Entwicklung und müssen normalerweise nicht behandelt, sondern vom Kind selbst mit Hilfe seiner Eltern bewältigt werden. Die Art der Ängste verändert sich mit dem Alter des Kindes von direkten, fassbaren Ängsten wie z.B. der Angst vor Dunkelheit hin zu gedanklich vorweggenommenen, abstrakteren Sorgen: „Bei den Sieben- bis Zehnjährigen beziehen sich die Ängste immer häufiger auf die Schule, auf mögliches oder vermeintliches Versagen und auf negative Bewertungen sowie auf die Gesundheit, wie etwa die Angst vor Verletzungen, Krankheiten, Tod und vor medizinischen Eingriffen.“ (Schneider et al., 1999, S.217; Craske, 1997).
Es gibt verschiedene Versuche, Angstprobleme des Kindesalter zu klassifizieren. Eine solche Klassifikation bietet eine gewisse Grundstruktur, an der man sich als Therapeut orientieren kann, hat aber zum Problem, dass sich viele Verhaltensauffälligkeiten nicht eindeutig einzelnen Kategorien zuweisen lassen. Im nachfolgenden werden solche Störungsbilder und subklinischen Probleme geschildert, die als Indikation für das Gruppentraining gelten können. Diese Problembereiche überschneiden sich zwar häufig, sind aber der Übersichtlichkeit wegen getrennt aufgeführt. Zwecks einer detaillierten Übersicht zu den verschiedenen Angststörungen des Kindesalter und den entsprechenden Klassifikationssystemen (ICD-10, DSM-IV) sei auf Petermann et al. (2000) verwiesen.

Soziale Ängste und Unsicherheit
Während eine voll ausgeprägte soziale Phobie (siehe Beidel et al., 1999) meist erst im Jugendalter beginnt, finden sich auch schon bei Kindern soziale Ängste und Unsicherheiten. Diese sind gekennzeichnet durch die Furcht vor der Bewertung durch andere, Sorgen über bereits gezeigtes Verhalten, das starke Bedürfnis nach Rückversicherung und das übermäßige Beobachten des eigenen Verhaltens in sozialen Situationen (Ginsburg et al., 1998). Melfsen und Florin (1997, S.224) fassen zusammen: „Soziale Angst wird durch Gefühle der Besorgnis, der inneren Anspannung und der Selbstaufmerksamkeit in antizipierten oder aktuellen sozialbewertenden Situationen gekennzeichnet. Ihr Wesen besteht in der Furcht, zu versagen, sich lächerlich zu machen oder durch ungeschicktes Verhalten gedemütigt zu werden“. Anders ausgedrückt: diese Kinder haben den Wunsch, liebenswert zu erscheinen, und gleichzeitig den Glauben, dies nicht zu schaffen (Chansky & Kendall, 1997, S.359). Diese Probleme sind häufig assoziiert mit einem geringen Selbstwertgefühl, verminderter Flexibilität, geringer sozialer Akzeptanz, Problemen in der Interaktion mit Gleichaltrigen, mangelnder Selbstsicherheit und größerer Einsamkeit (Beidel et al., 2000; Ginsburg et al., 1998; Messer & Beidel, 1994; Rubin & Mills, 1991). Tatsächlich scheinen diese Kinder auch geringere soziale Fertigkeiten zu haben (Spence et al., 2000; Velting & Albano, 2001). Soziale Ängste gehen häufig mit erhöhter Prüfungsängstlichkeit einher (King et al., 2000).

Mangelnde soziale Fertigkeiten
Unter sozialer Kompetenz versteht man die Fähigkeit, die eigenen sozialen Ziele durch den Gebrauch von kulturell akzeptierten Strategien zu erreichen, während man gleichzeitig positive Beziehungen mit anderen aufrechterhält (Stewart & Rubin, 1995, S.323). Wichtig ist also die Balance zwischen persönlichen Wünschen und den sozialen Konsequenzen (Rubin et al., 1998).
Unter dem Überbegriff der sozialen Kompetenz werden dabei eine Vielzahl von einzelnen

Fertigkeiten und Verhaltensweisen subsumiert: so werden genannt das Initiieren und Aufrechterhalten von Bekanntschaften und Freundschaften, das Zeigen von Zuneigung bzw. das Teilen von Affekten, die Fähigkeit zur angemessenen Konflikt- und Problemlösung, das Durchsetzen eigener Bedürfnisse, sich entschuldigen oder „nein“ sagen können sowie die Integration in Gruppen (Rubin et al., 1998). Dem gehen aber schon Vorläuferfertigkeiten wie Empathie, Altruismus, das richtige De- und Enkodieren von Emotionen, die Regulation von Emotionen und verschiedene verbale und nonverbale Verhaltensweisen voran (z.B. Blickkontakt halten, angemessen laut sprechen etc., siehe auch Fydrich & Bürgener, 1999; Petermann, 1999; Rubin et al., 1998). In einer Studie von Gasteiger-Klicpera und Klicpera (1999) wurden die sozialen Fertigkeiten sowohl von Kindern mit emotionalen Problemen als auch von denen, die häufig das Opfer von aggressiven Übergriffen wurden, von den Lehrern als gering eingeschätzt – auch signifikant geringer als die von aggressiven und hyperaktiven Kindern.

Überängstliche Kinder (generalisierte Angststörung)
Ähnlich wie sozial ängstliche Kinder haben auch überängstliche Kinder große Sorgen bzgl. ihrer eigenen Leistungen und ihres Verhaltens. Diese Sorgen treten aber nicht nur in sozialen Situationen auf, sondern sind im Grunde permanent vorhanden (z.B. auch zuhause und in der Schule in Prüfungssituationen, vgl. King et al., 2000) und richten sich auch auf ganz alltägliche Ereignisse. Diese Kinder neigen zum Grübeln und schaffen es häufig nicht, ihre Sorgen zu stoppen oder zu kontrollieren, sie gelten als frühreif, perfektionistisch und reagieren empfindlich auf Kritik (Wagner, 2001). Die Ängste sind oft verbunden mit einer Reihe von körperlichen Beschwerden (z.B. Müdigkeit, Muskelverspannungen, Schlafproblemen) und Konzentrationsproblemen. Überängstlichen Kindern werden inadäquate soziale Fertigkeiten, Probleme in der sozialen Anpassung, schulische Probleme, ein geringer Selbstwert und wenig Flexibilität zugeschrieben (Karustis et al., 2000; Siqueland et al., 1996). Sie reagieren besonders empfindlich auf familiäre Schwierigkeiten (Manassis & Hood, 1998).

Phobische Ängste
Unter einer Phobie versteht man die Angst vor in der Regel ungefährlichen Objekten oder Situationen, die wegen dieser Angst von den Betroffenen vermieden oder eben voller Angst ertragen werden. Der bloße Gedanke an das phobische Objekt führt häufig zu starker Erwartungsangst. Schon im Kindesalter können Phobien drei Bereichen zugeordnet werden (Muris et al., 1999):

- Tierphobien (z.B. Spinnen- oder Hundephobie),
- Blut-Spritzen-Verletzungs-Phobien (z.B. Angst vor Spritzen, Zahnarztphobie) und
- auf die Umwelt und spezifische Situationen gerichtete Phobien (z.B. Angst vor Gewittern, vor Dunkelheit, Platzangst, Flugangst, Phonophobien).

Bei Phobien steht v.a. die (vermeintliche) physische Bedrohung im Vordergrund, während es bei überängstlichen und sozial ängstlichen Kindern die (angeblich) drohende negative Bewertung durch andere ist (Barrett et al., 1996).
Bei Phobien kann es auch im Grundschulalter schon zu situationsabhängigen Panikanfällen kommen, die sich vor allem in starkem Herzklopfen, Zittern und Erstickungsangst äußern (Federer et al., 2000).

Depressive Probleme
Depressionen bei Kindern sind v.a. gekennzeichnet durch Gehemmtheit, Traurigkeit, Weinen, Spielunlust, sozialem Rückzug, einer Vielzahl körperlicher Beschwerden und negativen Kognitionen (Altherr, 1999; Stewart & Rubin, 1995). Auch haben diese Kinder weniger Freunde bzw. werden schlechter sozial akzeptiert, öfter gehänselt und abgelehnt (Essau & Petermann, 1995). Es kann zu schulischen Problemen kommen, u.a. wegen Konzentrationsproblemen. Depressive Probleme bei Kindern gehen oft auch mit erhöhter Ängst-

lichkeit einher (Nilzon & Palmerus, 1997), was die differentialdiagnostische Unterscheidung nicht immer einfach macht (vgl. Cole et al., 1997; Eley & Stevenson, 1999). Häufig mangelt es ihnen auch an sozialen Fertigkeiten (Kazdin, 1990; Stewart & Rubin, 1995), weshalb in die Therapie ein Training dieser Kompetenzen integriert werden sollte (Essau & Petermann, 1995; Schäfer, 1999). U.E. kann aber ein solches Training nur *ein* Therapiebaustein einer umfassenden psychotherapeutischen Behandlung eines depressiven Kindes sein. Von Kazdin (1990) wird auch vorgeschlagen, die Eltern depressiver Kinder in die Therapie miteinzubeziehen.

Angstbedingte psychosomatische Probleme
In der Praxis werden uns immer wieder Kinder wegen diffuser Bauch- oder Kopfschmerzen, teilweise auch Erbrechen oder Schlafproblemen vorgestellt, ohne dass dafür somatische Ursachen gefunden werden konnten. Anhand der anamnestischen Schilderungen der Eltern ergeben sich häufig Hinweise auf Leistungsängste dieser Kinder. Insbesondere ist dies dann auffällig, wenn die Beschwerden in den Ferien deutlich gemildert sind (vgl. Elliott, 1999; King & Bernstein, 2001). Hier müssen zunächst Überforderung oder Aufmerksamkeitsprobleme ausgeschlossen werden (siehe Kapitel Differentialdiagnose). Im Gespräch oder in Fragebögen fällt es diesen Kindern häufig schwer, ihre Ängste zu verbalisieren. Auch für sie kann ein Training wie das unsere indiziert sein.

Zur Indikation für unser Training
Unser Training ist indiziert für die geschilderten Angststörungen in subklinischen, leichten und mittleren Ausprägungen. Die Behandlungsbedürftigkeit bei solchen Angststörungen hängt ab von

- dem Grad der Einschränkung des Alltags eines Kindes bzw. seiner Familie und damit zusammenhängenden Folgeproblemen (z.B. in der schulischen oder sozialen Entwicklung),
- dem subjektiven „Leidensdruck“ eines Kindes,
- der Unsicherheit der Eltern im Hinblick auf den „richtigen“ Umgang mit ihrem unsicheren und ängstlichen Kind,
- dem Vorliegen weiterer komorbider Störungen,
- den psychosozialen Belastungen bzw. den Ressourcen der Familie,
- der Compliance und Motivation des Kindes und der Eltern.

Komorbide *externalisierende* Verhaltensauffälligkeiten (z.B. Aufmerksamkeitsstörungen/Hyperaktivität, oppositionelles Verhalten) sind kein Ausschlussgrund, solange sie nicht zu stark ausgeprägt sind bzw. schon medikamentös behandelt werden. In unseren Gruppen haben wir sehr häufig Kinder mit diesen komorbiden Problemen, die insbesondere in der Elternarbeit mit angesprochen werden. Häufig zeigen sich durch die verbesserte Erziehungskompetenz der Eltern auch in diesen Bereichen Verhaltensverbesserungen (vgl. auch Kendall et al., 2001).

Nicht primär indiziert ist unser Training bei stärkeren Ausprägungen der genannten Angstprobleme und bei folgenden Diagnosen: selektiver Mutismus, primärer Trennungsangst, Schulverweigerung, Panikattacken, posttraumatischer Belastungsstörung, Bindungsstörungen, Zwangsstörungen. In solchen Fällen ist primär eine einzeltherapeutische und/oder stationäre Therapie mit sozialtherapeutischer Unterstützung der gesamten Familie indiziert. In Absprache mit dem behandelnden Therapeuten kann hier innerhalb des Therapieprozesses möglicherweise die Teilnahme an einem solchen Training überlegt werden.

2. Prävalenzen, Verlauf, Komorbiditäten

Ungefähr ein Viertel aller Grundschulkinder zeigen subklinische Angstsymptome, während sich bei etwa 10% behandlungsbedürftige Angststörungen manifestieren (Axelson & Birmaher, 2001; Plück et al., 2000). Federer et al. (1999) geben darüber hinaus auch Prävalenzen für *subklinische* Ausprägungen verschiedener Angststörungen an und kommen dabei für spezifische Phobien auf 27.4%, für Agoraphobie auf 8.5%, für Trennungsangst auf 11.1% und für Sozialphobie auf 9.4%. Weiter haben ängstliche Kinder häufig mehrere Angststörungen (Kendall et al., 2001). Im Kindesalter scheinen Mädchen von Angststörungen tendenziell häufiger betroffen, nicht aber von sozialen Phobien und Depressionen (Cole et al., 1998; Federer et al., 1999; Lewinsohn et al., 1998). Ihre soziale Kompetenz dagegen wird besser eingeschätzt als die der Jungen (Gasteiger-Klicpera & Klicpera, 1999).

Das *Onset-Alter* für einfache Phobien wird mit etwa 6-8 Jahren angegeben (Kovacs & Devlin, 1998), für soziale Phobien mit 11;3 Jahren (Last et al., 1992) bzw. 15;5 Jahren (Kashdan & Herbert, 2001) und für die generalisierte Angststörung mit 8;8 Jahren (Wagner, 2001). Schulphobien treten besonders bei Schulübergängen auf (Altersbereiche 5-7, 10-11 und 14 Jahre, Elliott, 1999).

Die langfristige *Prognose* kann bei einfachen Angststörungen als ermutigend bezeichnet werden (Esser et al., 2000), nicht aber bei der sozialen Phobie (Kashdan & Herbert, 2001). Über die *Remissionsraten* herrscht wenig Einigkeit; früher Störungsbeginn, starke Ausprägung der Symptome, späte Inanspruchnahme von Hilfe und weitere komorbide Störungen führen aber zu ungünstigen Verläufen (Last et al., 1996, 1997). Die Remissionsraten hängen möglicherweise auch vom Alter der untersuchten Patienten ab. Die Kontinuität von Störungen vom Kindesalter zur Adoleszenz ist als eher gering zu bezeichnen, von der Adoleszenz ins frühe Erwachsenenalter dagegen deutlich höher (Craske, 1997; Esser et al., 2000). Craske weist darauf hin, dass Schwere und Typ einer Angststörung in der Entwicklung des einzelnen Kindes zwar variieren, viele Kinder aber eine Angstproblematik über die Jahre beibehalten. Im Hinblick auf die diesbezüglich doch sehr stabile Datenlage warnen Kovacs und Devlin (1998, S.51): „The weight of evidence that youngsters with emotional disorders are likely to have similar difficulties in young adulthood will presumably put to rest any lingering notions that depressive or anxiety disorders in young people are temporary phases."
Es zeigen sich erstaunlich hohe *Komorbiditäten* mit externalisierenden Störungen (ca. 50%, davon ADHD ca. 20-30%, siehe dazu ausführlich Jensen et al., 2001, sowie der Abschnitt Interaktionale Einflüsse) sowie depressiven Problemen (ca. 20%, Plück et al., 2000). Liegen sowohl depressive als auch ängstliche Verhaltensweisen vor, geht man von einer schlechteren Prognose aus (King & Bernstein, 2001; Last et al., 1992, 1997; Stark et al., 1990). Teilweise scheinen Angststörungen der Depression auch vorauszugehen bzw. stellen ein erhöhtes Risiko für die Entwicklung einer solchen dar (Cole et al., 1998; Essau & Petermann, 1995; Zahn-Waxler et al., 2000).

3. Diagnostik

Für eine zuverlässige Diagnostik ist eine Kombination verschiedener diagnostischer Verfahren unerlässlich. In Tabelle 1 sind noch einmal die diagnostischen Mindestanforderungen im Überblick aufgelistet (vgl. auch die Leitlinien der DGKJPP sowie Manassis et al., 2001).

Insbesondere bei den Selbstbeurteilungsverfahren ist allerdings zu berücksichtigen, dass ängstliche Kinder sich darin häufig *nicht* von nicht-ängstlichen Kindern unterscheiden (Dadds et al., 1997), u.a. aufgrund ihrer Tendenz zu sozial erwünschten Antworten. Die Übereinstimmungen zwischen Selbst- und Fremdbeurteilungen sind in allen Studien als gering zu bezeichnen (siehe u.a. Mesman & Koot, 2000).

• ausführliche Familien- und Eigenanamnese • detaillierte Exploration • Wortgutachten der Zeugnisse • Verhaltensbeobachtung • Elternfragebogen: CBCL, SU-L • Lehrerfragebogen: SU-E • Kinderfragebogen: AFS, KAT-II, SPAIK, SASC-R-D, PHOKI, weiterführend DTK, DIKJ, SVF-KJ (jeweils je nach Problematik) • kinder- und jugendpsychiatrische Abklärung: neurologische und EEG-Untersuchung • weiterführende Psychodiagnostik beim Verdacht auf weitere Störungsbilder (insb. Teilleistungsstörungen, ADHD, schulische Über- oder Unterforderung)

*Tab. 1: Diagnostische Mindestanforderungen bei Angstproblemen**

2.2 Sozialverhalten, Emotionen, Kognitionen und somatische Faktoren beim ängstlichen Kind

1. Entwicklung sozialen Verhaltens

Im Grundschulalter zeigen sich im sozialen Verhalten u.a. folgende Entwicklungen:

- Soziale Vergleichs- und Bewertungsprozesse beginnen: die Kinder machen sich erstmals Gedanken über ihre Fähigkeiten im Vergleich zu anderen Kindern, über ihre Akzeptanz und die anderer in der Peergruppe (vgl. auch Fordham & Stevenson-Hinde, 1999).
- Aggressivität („Bullying") bzw. Viktimisierung tauchen auf, wobei Bullying als Form der Aggression verstanden wird, die nur auf gewisse Peers gerichtet wird; etwa 10% der Schulkinder gelten als Opfer, sind eher ängstlich, depressiv, unsicher, isoliert, haben wenig Selbstvertrauen, einen geringen Selbstwert, wenig prosoziale Fertigkeiten und sind häufiger unsicher gebunden (vgl. auch Gasteiger-Klicpera & Klicpera, 1999; Hawker & Boulton, 2000).
- Die Kinder entwickeln zunehmend die Fähigkeit der Perspektivenübernahme und der Empathie, sie verfügen bereits über eine Reihe von Skripten über den Ablauf sozialer Ereignisse und „verfeinern" ihre sozialen Fertigkeiten.

Als die wichtigsten beiden „Hindernisse" auf dem Weg zur Akzeptanz durch Gleichaltrige gelten Aggression und Schüchternheit (Schneider et al., 2001) – denn als attraktiv gelten eher Eigenschaften wie Selbstvertrauen, Empathie, Enthusiasmus und positiver Affekt (Elicker et al., 1992).

Den *Eltern* werden bei der Entwicklung des Sozialverhaltens wichtige Funktionen zugesprochen: zum einen beeinflussen sie das Sozialverhalten des Kindes durch ihren eigenen Interaktionsstil und die allgemeine Art der Erziehung (vgl. Pettit & Mize, 1993), zum anderen fungieren sie als eine Art „Trainer" des sozialen Verhaltens ihrer Kinder, indem sie diesbezüglich konkret Rat, Anweisungen und Unterstützung geben (Parke et al., 1992, S.107).

2. Kognitionen

In der kognitiven Entwicklung zeigen sich im Grundschulalter wichtige Fortschritte. Als wichtige Entwicklungsaufgabe gilt der Aufbau eines Gefühls der persönlichen Kompetenz auf verschiedenen Gebieten: „Children who stumble during this task tend to perceive themselves as incompetent, dwell on personal inadequacies, exaggerate the consequences of failure, and may even manifest performance deficits" (Cole et al., 2001, S.378).

Die Forschung zu kognitiven Prozessen bei *ängstlichen* Kindern steckt noch in den Anfängen. Daleiden und Vasey (1997) beschreiben auftretende Verzerrungen (biases) in den einzelnen Stadien der sozialen Informationsverarbeitung bei diesen Kindern:

** Anm.: Am Ende des Literaturteils findet sich eine Auflistung der angegebenen Tests. Zu SU-E und SU-L siehe Kapitel „Vorbereitung des Trainings".*

- „attentional bias“: die Aufmerksamkeit richtet sich bei neuen Informationen verstärkt auf emotional bedrohliche Informationen (Muris et al., 2000)
- „interpretation bias“: uneindeutige Informationen werden von ängstlichen Kindern eher als bedrohlich interpretiert (Bögels & Zigterman, 2000), möglicherweise wird dies durch die Art der familiären Kommunikation noch verstärkt (Barrett et al., 1996; Shortt et al., 2001)
- „selection bias“: ängstliche Kinder wählen v.a. vermeidende Reaktionen in angstauslösenden Situationen

Kendall und Gosch (1994) bezeichnen das Denken der sozial- und überängstlichen Kinder als dysfunktional: sie missinterpretieren die Anforderungen der Umwelt, sehen sich hyperkritisch und unterschätzen ihre wahren Fähigkeiten, sind übermäßig beschäftigt mit ihren Bedenken, wie andere sie wohl bewerten, und der Wahrscheinlichkeit von negativen Konsequenzen. Sie fokussieren im „inneren Dialog“ auf negative Selbstbewertung, perfektionistische Leistungsstandards, erhöhte Selbstaufmerksamkeit und Versagensangst (S. 417ff.; vgl. auch Prins & Hanewald, 1997).
Im Bereich der sozialen Kognition fanden Banerjee und Henderson (2001) bei 6-11-jährigen sozial ängstlichen Kindern Probleme, die Unabsichtlichkeit eines *faux pas* zu erkennen und zu erklären, warum Menschen sich bisweilen nach außen anders verhalten, als sie sich innerlich fühlen.

3. Emotionen
Rubin et al. (1995, 1998) haben die Emotionsregulation bei Kindern untersucht. Die Autoren betonen, dass es nicht per se schlecht sei, wenn ein Kind allein spiele, und ebenso wenig per se gut, wenn ein Kind viele Sozialkontakte habe: entscheidend sei die emotionale Regulation.
In ihrer Studie hatten Kinder mit geringer sozialer Interaktion und *schlechter* Emotionsregulation mehr internalisierende Probleme als Kinder mit geringer sozialer Interaktion und *guter* Emotionsregulation. Kinder mit häufiger sozialer Interaktion und *schlechter* Emotionsregulation hatten mehr externalisierende Probleme als Kinder mit häufiger sozialer Interaktion und *guter* Emotionsregulation.
Außerdem haben sozial ängstliche Kinder signifikante Probleme in der emotionalen Mimik (geringeres Ausdrucksrepertoire, weniger affektive Blenden, Melfsen et al., 2000; richtiges Erkennen von Emotionen, Simonian et al., 2001). Letztgenannte Autoren empfehlen deshalb die Integration von entsprechenden Übungen in die Therapie von solchen Kindern.

4. Somatische Faktoren
Kinder mit Angststörungen leiden öfter unter physischen Problemen wie Kopfschmerzen, Bauchschmerzen und Darmbeschwerden (Siqueland et al., 1996). Insgesamt ist dieses Gebiet jedoch wenig untersucht. Eine Rolle spielt hier möglicherweise die bei manchen Angststörungen erhöhte *Angstsensitivität*, d.h. die Tendenz, im Zusammenhang mit Angst erlebte körperliche Signale als bedrohlich zu interpretieren (Federer et al., 2000), was insbesondere im Hinblick auf Panikstörungen eine Rolle spielt.
Zuverlässige Aussagen über physiologische Korrelate von kindlichen Angststörungen (z.B. EEG, Cortisol) sind aufgrund mangelnder Studien nicht möglich (Manassis, 2000; vgl. auch Zahn-Waxler et al., 2000).

2.3 Entstehung und Aufrechterhaltung von kindlichen Angststörungen

1. Biologische Einflüsse: Genetik, prä- und perinatale Risiken, Temperament
Die Forschungsergebnisse bzgl. der Stärke des *genetischen Einflusses* für Ängstlichkeit bzw. verschiedene Angststörungen müssen als uneinheitlich und teilweise widersprüch-

lich bezeichnet werden. Ein Trend zeichnet sich insofern ab, als dass mehrere Studien für die Einschätzungen der Ängstlichkeit durch die Eltern Erblichkeitsschätzungen zwischen 25 und 60% angeben; für die Selbsteinschätzungen der Kinder und Jugendlichen ist dies allerdings nicht haltbar (sinnvolle Erklärungen für diese erhebliche Diskrepanz geben die Autoren nicht an; Axelson & Birmaher, 2001; Eley & Stevenson, 1999; Hudziak et al., 2000; Legrand et al., 1999; Lichtenstein & Annas, 2000; Thapar & McGuffin, 1995; Topolski et al., 1999; Wüthrich et al., 1997). Weiter zitieren Petermann et al. (2000) Ergebnisse einer Erblichkeitsstudie von Gjone und Stevenson (1997), nach der „ausgeprägte Werte vor allem bei jüngeren Kindern sowie Kindern mit einem höheren Schweregrad der Angststörung" zu finden waren, „bei älteren Kindern sowie leichten Angststörungen und vor allem komorbiden Störungen spielen genetische Einflüsse eine geringe Rolle" (S.249).

Zu den *prä- und perinatalen Risiken* fanden sich in der prospektiven Mannheimer Risikokinderstudie im Hinblick auf die Entwicklung internalisierender Störungen bei Grundschulkindern folgende Ergebnisse (Laucht et al., 2000, S.289):

- sozial ängstliche Kinder hatten signifikant häufiger ein Geburtsgewicht unter 1500 g (was mit amerikanischen Befunden übereinstimmt),
- Mütter sozial ängstlicher Kinder litten häufiger unter einer Schwangerschaftsgestose, und
- bei trennungsängstlichen Kinder hatte es sich überzufällig häufig um unerwünschte Schwangerschaften gehandelt.

Solche Zusammenhänge ließen sich nicht für externalisierende Störungen finden.

Einer der wichtigsten Risikofaktoren im Hinblick auf die spätere Entwicklung von Angststörungen ist das Temperamentsmerkmal der *Verhaltenshemmung* und *Schüchternheit*. In einer Längsschnittstudie fanden Prior et al. (2000), dass 6-10-jährige schüchterne Kinder ein etwa 2-3-fach erhöhtes Risiko haben, eine Angststörung zu entwickeln. In weiteren Studien wurde festgestellt, dass stabil verhaltensgehemmte Kinder signifikant höhere Raten von Angststörungen (insb. sozialen Ängsten) in Grundschulalter und Adoleszenz haben (Biederman et al., 1990, 2001; Hirshfeld et al., 1992; Schwartz et al., 1999). Diese Studien sind allerdings methodisch nicht unumstritten (Turner et al., 1996). Rubin und Kollegen (1995) betonen aber zu Recht, dass viele gehemmte Babies und Kinder abgefangen werden durch gutes Elternverhalten („goodness of fit"), und umgekehrt eigentlich unproblematische Babies auffällig werden können durch ungünstiges Elternverhalten (vgl. auch Zahn-Waxler et al., 2000; zum günstigen bzw. ungünstigen Elternverhalten siehe nächster Abschnitt).

2. Interaktionale Einflüsse: Bindung, Persönlichkeit und Erziehungsverhalten der Eltern, Erfahrungen im sozialen Umfeld

Die Bedeutung der *Bindungsqualität* (sicher oder unsicher gebunden) liegt darin, dass eine unsichere Bindung als ein Risikofaktor für das Entwickeln von psychischen Störungen angesehen wird (Bernstein et al., 1996). Rubin et al. (1998, S.665) führen als Ergebnisse verschiedener Studien an:

- Unsicher-ambivalent gebundene Kinder gelten als weniger sozial kompetent, weinerlicher, leichter frustriert und sozial gehemmter,
- unsicher-vermeidend gebundene Kinder seien häufig aggressiver und neigen eher zu Störungen des Sozialverhaltens,
- bei beiden unsicheren Bindungsstilen tendieren die Kinder zu mangelndem Selbstvertrauen, sind weniger beliebt in der Peergruppe und haben eher negative und unbeständige Freundschaften,
- unsicher gebundene Kinder haben ein erhöhtes Risiko für spätere Angststörungen und Depressionen (Manassis et al., 1995; Warren et al., 1997).

Diese Ergebnisse wurden allerdings meist in Hochrisikogruppen gefunden (Greenberg, 1999); die Datenlage bzgl. der Bedeutung der frühkindlichen Bindungserfahrungen ist nicht immer eindeutig (Rubin et al., 1998, 1995; Schneider et al., 2001).

Ein weiterer wichtiger Risikofaktor für kindliche Ängste ist das Vorliegen *psychiatrischer Störungen bei den Eltern*. Beidel und Turner (1997, siehe auch Axelson & Birmaher, 2001; Whaley et al., 1999) kommen zu folgenden Ergebnissen: Kinder von angstgestörten Eltern haben im Vergleich zu Kindern nicht-gestörter Eltern ein 5.4-fach erhöhtes Risiko, ebenfalls eine Angststörung zu entwickeln. Dieses Verhältnis trifft ebenfalls zu auf Kinder von depressiven (5.7-fach) und von ängstlich-depressiven Eltern (5.4-fach). So verhalten sich beispielsweise *depressive Mütter* häufig negativer, kritischer und strenger gegenüber ihren Kindern und initiieren weniger Kontakte mit ihnen bzw. reagieren wenig auf die Kinder (Rubin & Mills, 1993 und Zahn-Waxler et al., 2000; ähnliches gilt aber auch für schizophrene Mütter, vgl. Wüthrich et al., 1997, oder Alkoholikerfamilien, vgl. Klein & Zobel, 1997). Sie sind in ihrem Erziehungsverhalten häufig inkonsequent, wenig unterstützend und haben Probleme, Grenzen zu setzen. Das erklärt möglicherweise auch die häufige Kombination von emotionalen und oppositionellen Verhaltensproblemen bei ihren Kindern (Manassis & Hood, 1998).
Als *Wirkfaktoren* für diese erhöhten Krankheitsrisiken sind anzusehen:

- genetische Transmission (s.o.)
- Besonderheiten der Eltern-Kind-Beziehung (s.o.)
- Häufung psychosozialer Belastungen (soziale Isolation, wenig Unterstützung, sozioökonomischer Status)
- langanhaltende eheliche Probleme (vgl. Wüthrich et al., 1997)
- Modellverhalten bzgl. Art der Ängste und Umgang damit, kognitiver Strukturen (Melfsen et al., 2000; Rubin & Mills, 1993), Kommunikations- und Problemlöseverhalten, Beziehungsgestaltung etc. (Amato, 1994)

Generell muss bedacht werden, dass der Einfluss der elterlichen Störung natürlich auch von Beginn, Schweregrad, Chronizität und Komorbidität derselben abhängt. Neben der Beeinträchtigung der Eltern-Kind-Beziehung gilt eine Erkrankung eines Elternteils natürlich auch als kritisches Lebensereignis als solches für das Kind.

Das *Erziehungsverhalten* von Eltern (bzw. Großeltern) ängstlicher Kinder ist Gegenstand mehrerer Untersuchungen gewesen. Bei der Interpretation der Ergebnisse ist immer die Wechselwirkung von elterlichem Verhalten und kindlichem Temperament zu berücksichtigen:

> „Practically any behavior of a child, problematic or other, is substantially affected by family patterns of belief, emotion, and behavior, at the very least by responses to the child's behavior. (...) Much usually depends on how biologically conditioned vulnerabilities or discrete handicaps are managed within the family. (...) Pessimism, worry, disqualification, criticism of the child's attempts to work out solutions ... are all bound to make or keep the child anxious. (...) In practice, any genetic influence will normally be interwined with the other kind of causal connection between child and parental behavior, namely, learning from parental modeling. Two main kinds of cases come under this general heading: learning excessive anxiety reactions and failing to learn appropriate coping strategies.“ (Bolton, 1994, S.398ff.)

In verschiedenen Studien sind die Mütter solcher Kinder wiederholt als zu kontrollierend und wenig Autonomie gewährend beschrieben worden (Donenberg & Weisz, 1997; Siqueland et al., 1996; Whaley et al., 1999). Weiterhin unterstützen sie häufig das Vermeidungsverhalten ihrer Kinder bzw. sind überbehütend (Dadds et al., 1996; Krohne & Hock, 1993). Ungünstig ist natürlich eine geringe Akzeptanz durch die Eltern, zu hohe Leistungsanforderungen und mangelnde bzw. negative Kommunikation (Alloy et al., 2001; Gartner & Jirasko, 1999; Grüner et al., 1999; Laucht et al., 2000; Rapee, 1997; Vostanis et al., 1994). Ein weiterer maßgeblicher Faktor für kindliche Ängste ist ein inkonsistenter Erziehungsstil

(Krohne & Hock, 1991). Außerdem haben die Eltern eine wichtige Modellfunktion (s.o.). Zu diesen Verhaltensweisen seien kurz zwei Studien geschildert, die nicht bloß auf Fragebogendaten, sondern auf Verhaltensbeobachtungen basieren. In der Untersuchung von Hudson und Rapee (2001) waren die Mütter ängstlicher Kinder bei zwei anspruchsvollen kognitiven Aufgaben stärker involviert und kontrollierend als die normaler Kinder, ebenso allerdings die Mütter von Kindern mit oppositionellem Verhalten. Beide Gruppen von Müttern waren auch signifikant weniger positiv und aufmunternd in ihren Kommentaren. Die Autoren spekulieren, dass Überinvolviertheit von Müttern keine spezifische Ursache für Angst ist, aber zur Aufrechterhaltung beitragen kann. Eine ähnliche Studie liegt von Hummel und Gross (2001) an sozial ängstlichen Kindern zwischen 9 und 12 Jahren vor. Die Eltern dieser Kinder sprachen weniger mit ihnen, als dies Eltern von „normalen" Kindern taten, insbesondere gaben sie weniger positives Feedback, dafür aber mehr negatives, weniger Erklärungen und Empfehlungen. Diese Eltern reagierten auf positive Äußerungen ihrer Kinder sehr inkonsistent, auf negative Kommentare eher neutral oder negativ. Unterschiede zwischen Mutter und Vater fanden sich in beiden Gruppen nicht. Auch die ängstlichen Kinder selbst sprachen weniger als die Kontrollgruppe (mit wem auch?).

3. Sozio-kulturelle Bedingungen und kritische Lebensereignisse
Twenge (2000) analysierte die Höhe der Selbsteinschätzungen von Kindern in verschiedenen Angstfragebögen zwischen 1952 und 1993. In diesem Zeitraum stiegen die Angstratings signifikant an. Besonders stark sind dabei die Einflüsse von zwei untersuchten sozio-kulturellen Variablen: (1) Soziale Vereinzelung (Indikatoren: Scheidungsraten, Single-Haushalte, Alter der Mutter bei erster Geburt, Geburtenrate) (2) Bedrohung durch die Umwelt (Indikatoren: Verbrechensrate, Anzahl der AIDS-Fälle, Angst vor Nuklearkrieg, Suizidrate, Arbeitstätigkeit von Frauen, soziale Gesundheit).

Als inzwischen relativ häufiges kritisches Lebensereignis für Kinder ist die Trennung bzw. Scheidung der Eltern zu nennen. In Metaanalysen zeigte sich, dass Scheidungskinder mehr Leistungs- und Verhaltensprobleme erleben, größere soziale Schwierigkeiten und eine schlechtere psychologische Anpassung haben (Amato, 1994, S.145). Als dauerhafter, extrem negativer Einfluss sind natürlich sehr konfliktreiche Familien anzusehen, die in ihren Auswirkungen auf die kindliche Psyche als deutlich schädigender angesehen werden als Scheidungsfamilien (ebd., S.151; Messer & Beidel, 1994). Der Entwicklung von Angststörungen im Kindesalter geht selten ein einzelnes kritisches Lebensereignis voraus, es ist die Kombination mit verschiedenen Risikofaktoren, die das Risiko für eine Angststörung erhöht (Goodyer, 1994; Goodyer & Altham, 1991; Goodyer, Wright & Altham, 1990). Andererseits hat sich sowohl für Erwachsene als auch für Kinder herausgestellt, dass einzelne kritische Lebensereignisse weniger problematisch sind als die sog. „daily hassles" (vgl. Hampel et al., 2001).

2.4 Störungsmodelle

Im Grunde gibt es noch kein überprüftes Modell zur Entstehung und Aufrechterhaltung von *kindlichen* Angststörungen (vgl. Cobham, 1998; Döpfner, 2000; Greenberg, 1999; Rubin & Mills, 1991; Spence et al., 2000). Als Zusammenfassung der oben beschriebenen Einflussfaktoren soll hier das Interaktionsmodell für kindliche Angststörungen von Craske (1997, Abb. 1) dargestellt werden, da wir dieses auch in modifizierter Form in den Elternabenden benutzen. In diesem Modell wirken zunächst biologische Einflüsse und Temperamentsmerkmale als „wegbereitend", die dann durch den Einfluss von Stressoren und ungünstigem elterlichem Erziehungsverhalten zu Angststörungen führen können. Insbesondere zum Zusammenhang zwischen Eltern- und Kindverhalten bei Angststörungen postulieren Hudson und Rapee (2001; ähnlich auch Cobham, 1998, und Rubin & Mills, 1991): Kinder mit einer genetischen Vulnerabilität für Angst zeigen höhere Erregungszustände und eine größere Emotionalität, worauf die Eltern mit erhöhtem Schutzverhalten reagieren. Die Eltern solcher Kinder sind mit hoher Wahrscheinlichkeit selbst ängstlich und tendieren damit verstärkt zu einem überbeschützenden Erziehungsstil. Die Autoren gehen davon aus, dass damit die kindliche Wahrnehmung von bedrohlichen Reizen verstärkt, seine wahrgenommene Kontrolle reduziert und insgesamt seine Vermeidung von bedrohlichen Reizen erhöht wird: „A parent who protects their child from stressful experiences or who takes control in stressful situations may teach their child that the world is a dangerous place from which they need protection and over which they have no control.“ (Hudson & Rapee, 2001, S. 1412).

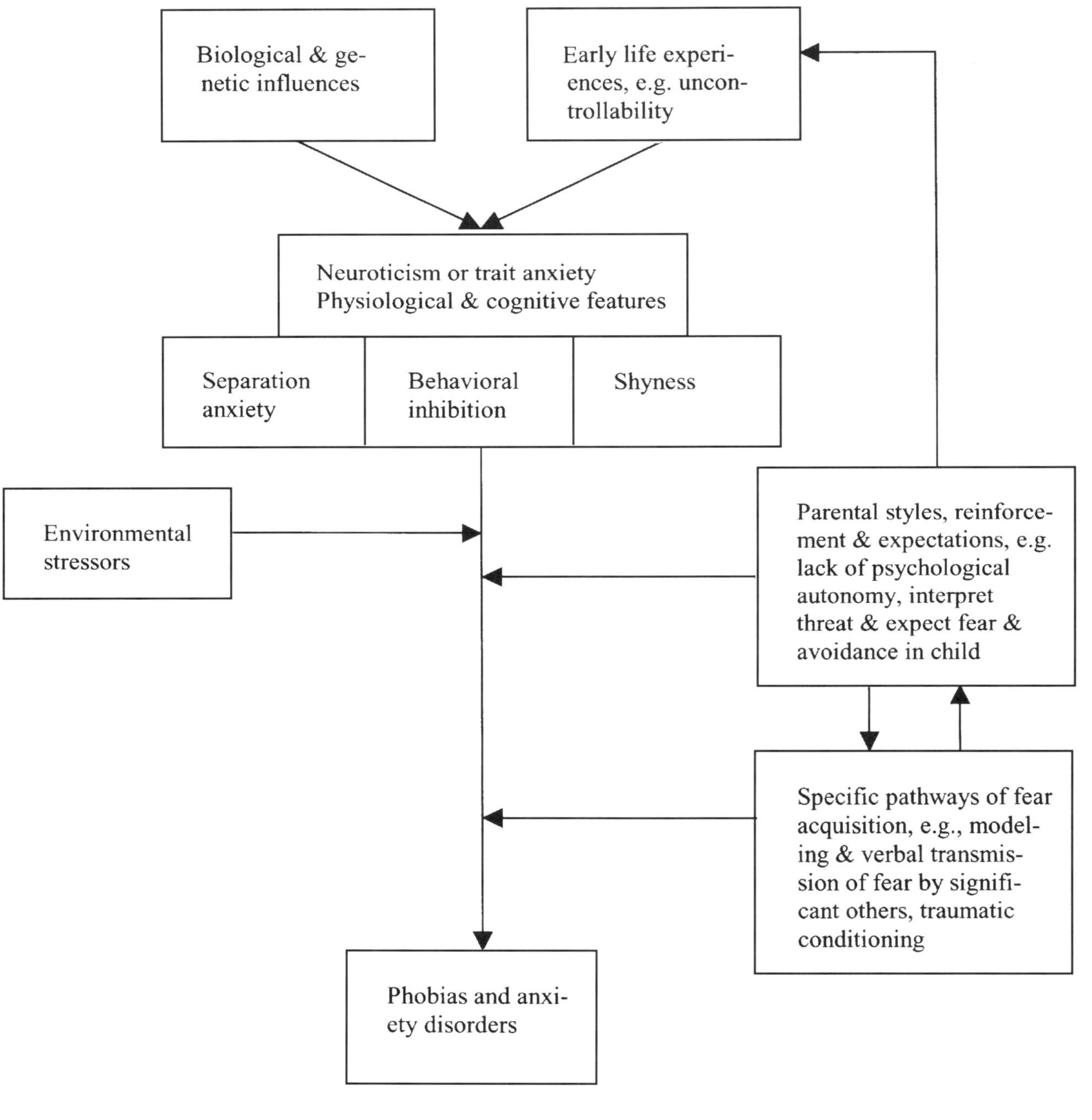

Abb. 1: Störungsmodell von Craske (1997, S.A25)

2.5 Therapie von Angststörungen: Therapieinhalte, Therapieeffekte, Prävention

1. Therapieinhalte

Die wissenschaftlichen Veröffentlichungen werden dominiert von kognitiv-verhaltenstherapeutisch orientierten *Therapiemanualen*. Das am häufigsten verwendete und evaluierte ist das sogenannte „Coping Cat Program" von Kendall (Kendall & Gosch, 1994; Howard & Kendall, 1996). Es soll deshalb hier exemplarisch kurz dargestellt werden. Duda-Kirchhof und Döpfner (2000) haben Kendalls „Coping Cat Program" in einem deutschen Artikel vorgestellt; die australische Adaption ist das FRIENDS-Programm (Shortt et al., 2001). Das Kendall-Manual ist eine kognitiv-verhaltenstherapeutische Kurzzeittherapie, die etwa 16 bis 20 Stunden umfasst. Es wendet sich an 8-14-jährige Kinder. Zu Beginn steht der Aufbau einer positiven therapeutischen Beziehung. Der Therapeut wird als Diagnostiker, Erzieher und Berater angesehen (Kendall & Gosch, 1994, S.422). In den folgenden Stunden geht es dann um

(1) das Erkennen und Differenzieren von Gefühlen und somatischen Reaktionen,
(2) das Identifizieren ängstlicher Kognitionen („innerer Dialog") in angstauslösenden Situationen und der Zusammenhang mit dem Handeln,
(3) die Entwicklung von „coping self-talk" und Problemlöseschritten zum Umgang mit ängstlichen Reaktionen,
(4) die Selbstbewertung (realistisch statt abwertend) und Selbstbelohnung.

Zur Vermittlung dieser Inhalte werden folgende Techniken verwendet: Exposition (graduell), Entspannungstraining (Progresssive Muskelrelaxation), Modellernen, Kontingenzmanagement, Rollenspiele, kognitive Umstrukturierung, Problemlösen, FEAR-Steps („Feeling frightened?" – „Expecting bad things to happen?" – „What Actions and Attitudes will help?" – „What are the Results of my coping actions and how can I Reward myself?") und Hausaufgaben („Show-that-I-can-tasks").
Die Eltern und Kinder werden ermutigt, nach Ende der Therapie weiter zu üben, ggf. werden Boostersessions angeboten. Der Einbezug der Familie war zunächst nicht standardmäßig vorgesehen, sondern erfolgte „bei Bedarf". Das Programm kann einzeln und in Gruppen durchgeführt werden.

Weiter gibt es verschiedene Ansätze zur *Förderung sozialer Fertigkeiten* im Kindesalter (Blonk et al., 1996; Petermann & Petermann, 1996). Es sei hier kurz das Vorgehen von Beidel et al. (2000) erläutert. Sie haben ein Manual zur Behandlung sozialphobischer Kinder im Alter von 8-12 Jahren vorgelegt (Social Effectiveness Therapy for Children, SET-C). In ihrer Evaluationsstudie beschreiben sie das Vorgehen wie folgt: die Kinder haben über den Zeitraum von 12 Wochen jeweils eine Einzelstunde und eine Gruppenstunde (4-6 Kinder) wöchentlich. Das Training enthält vier große Komponenten:

1. Psychoedukation von Eltern und Kind: in einer Stunde werden Informationen über die soziale Phobie bei Kindern vermittelt, das Vorgehen des Trainings wird erläutert und es können Fragen gestellt werden
2. Training sozialer Fertigkeiten: Fertigkeiten wie Zuhören, sich unterhalten, sich durchsetzen etc. werden durch verhaltenstherapeutische Maßnahmen und wöchentliche Hausaufgaben eingeübt
3. Generalisierungsstunden: um die in der Therapie erworbenen Fertigkeiten auch im natürlichen Setting zu üben, nimmt jedes Kind an Gruppenaktivitäten mit nichtängstlichen Kindern teil
4. In-vivo-Exposition: zu diesem wichtigen Trainingsteil gehören Situationen wie vor einer Gruppe vorlesen, mit anderen Kindern spielen, an der Tafel vor einem Publikum Aufgaben lösen

Als allgemeine Therapieziele werden angegeben: Reduktion der sozialen Angst, Verbesserung der interpersonalen Fertigkeiten und erhöhte Teilnahme an sozialen Aktivitäten.

Über einen Einbezug der Eltern über die o.g. Psychoedukation hinaus werden keine Angaben gemacht.

Dem systematischen *Einbezug der Eltern* in die Therapie des angstgestörten Kindes ist in der verhaltenstherapeutischen Literatur erst in den letzten 10 Jahren mehr Aufmerksamkeit zugekommen (vgl. die Konzepte von Barrett et al., 1996; Crawford & Manassis, 2001; Howard & Kendall, 1996; Nauta et al., 2001; Spence et al., 2000; Toren et al., 2000). Als Beispiel sei hier das Elterntraining im Rahmen des FRIENDS-Programms von Shortt et al. (2000) erwähnt. Darin gibt es zusätzlich zur wöchentlichen Arbeit vier Elternabende. Neben der Psychoedukation steht der Umgang mit eigenen Ängsten im Mittelpunkt des ersten Abends. Weiter werden dann Kontingenzmanagement und geplantes Ignorieren vermittelt sowie kognitive Techniken. Am Ende steht ein kurzes Training bzgl. Kommunikation, Unterstützung des Partners und Problemlösen. Gruppenprozesse werden explizit therapeutisch genutzt.

Exkurs: Therapeutische Probleme bei Eltern, die selbst ängstlich oder sozial unsicher sind
Bei Eltern, die selbst ängstlich oder sozial unsicher sind, beschreiben Ginsburg et al. (1995) konkret folgende spezifische therapeutische Probleme:

- die Eltern zeigen selbst vermeidendes Verhalten (das dann vom Kind imitiert wird und ihm korrektive Erfahrungen bzw. ein positives Modell vorenthält)
- die Eltern haben selbst kognitive Verzerrungen und teilen diese dem Kind mit (z.B. Warnungen, Anzweifeln der kindlichen Kompetenz)
- die Eltern erleben selbst starken Stress bei der Exposition des Kindes, versuchen das Kind „zu beschützen“ („the protection trap“), indem sie es nicht ermutigen bzw. tatsächlich entmutigen
- die Eltern reagieren auf ängstlich-vermeidendes Verhalten des Kindes mit unangemessenen Methoden wie Strafe, Zwingen, Bloßstellen oder mit Überbehüten und Entschuldigen

Die Autoren schlagen deshalb vor, dass die Eltern ebenfalls behandelt werden und Maßnahmen zur Verbesserung der Eltern/Großeltern-Kind-Beziehung eingeleitet werden.

2. Therapieeffekte

Generell kann man für kindliche Angststörungen feststellen: Therapie ist besser als keine Behandlung. Es finden sich mittlere Effektstärken von .7 bis .8, d.h. einem behandelten Kind geht es am Ende der Therapie besser als ca. 76 % der unbehandelten Kinder (Kazdin, 1996, S.545f.)[1]. Für soziale Kompetenztrainings ist die Effektstärke geringer, aber immer noch signifikant (d = .47, 68%; Beelmann et al., 1994, S.264). Im Bereich der Kompetenztrainings zeigen sich allerdings nur enttäuschende Ergebnisse bzgl. der Generalisierbarkeit der Trainingsinhalte auf den Alltag und bezüglich der Langzeitwirkung.
Tab. 2 gibt einen Überblick über Einzelheiten (verwendetes Trainingsprogramm, Setting, Einbezug der Eltern, Stichprobe, Vergleichsgruppe, wichtigste Ergebnisse, methodische Schwächen) der wichtigsten Therapie-Vergleichsstudien für Angststörungen und soziale Unsicherheit im Kindes- und Jugendalter zwischen 1994 und 2002. Untersucht wurden insgesamt über 700 Kinder im Alter zwischen 6 und 16 Jahren. Diagnosen waren meist Trennungsangst, generalisierte Angststörung, soziale Phobie und/oder einfache Phobien. Die wichtigsten Trends dieser Studien sind:

- In allen Fällen (acht Studien) sind die Therapien den Wartelisten bzgl. des diagnostischen Status überlegen. Meist sind zwischen 55-80% der behandelten Kinder nach der Therapie diagnosefrei, während es in den Wartelisten nur etwa 10% sind.
- Diese Effekte bzgl. des diagnostischen Status sind sehr stabil: in den Follow-ups, die zwischen drei Monaten und 6 Jahren liegen, sind häufig über 70% der Kinder dia-

[1] *In diesen Angaben sind die nachfolgend beschriebenen Evaluationsstudien aber noch nicht enthalten.*

gnosefrei. In 11 der Studien mit Follow-up sind die Behandlungseffekte gleich geblieben, in fünf liegen sie sogar tendenziell höher als direkt nach Behandlungsende, Verschlechterungen finden sich keine.

- In Fragebogenmaßen zeigen sich in 8 von 10 (Eltern) bzw. 6 von 10 (Kinder) Studien signifikante Überlegenheiten im Vergleich zu den Kontrollbedingungen, allerdings sind in zwei Untersuchungen die Ergebnisse uneinheitlich. Maße der klinischen (nicht nur statistischen) Signifikanz werden leider selten angegeben, bei den Selbsteinschätzungen meist gar nicht. In den meisten Untersuchungen zeigen sich auch deutliche Verbesserungen auf Depressionsmaßen.
- Nur in vier Designs sind zur Evaluation des Trainings Verhaltensbeobachtungen bzw. soziometrische Maße einbezogen, in dreien davon zeigen sich bedeutsame Unterschiede zugunsten der Therapien. Aussagen über die Generalisierbarkeit der Ergebnisse sind deshalb kaum möglich.
- In vier von sechs Studien führt der intensive Einbezug der Eltern zu signifikant besseren therapeutischen Effekten (diagnostischer Status) im Vergleich zum Training der Kinder allein. Trainings mit Elternbeteiligung waren Wartelisten in allen Fällen überlegen.
- In allen fünf im Gruppenformat durchgeführten Therapien ist dieses der Warteliste bzw. der Kontrollbedingung überlegen. Nur Flannery-Schroeder und Kendall (2000) verglichen bis jetzt Einzel- und Gruppensetting und fanden keine signifikanten Unterschiede. Silverman et al. (1999) folgern: „On a practical level, the results indicate that a time-limited group format, with concurrent parent sessions, has the potential to be a practical and usable psychosocial intervention for practitioners who, in the context of diminishing mental health resources, need to provide time- and cost-efficient treatment“ (S.1001).
- Effektstärken werden bedauerlicherweise nur in drei Studien angegeben, zudem bezogen auf verschiedene Maße; sie lagen bei 1.77 (Einzeltherapie), 1.55 (Gruppe), .86 (Selbsteinschätzungen), 1.86 (Fremdbeurteilungen), .59-2.30 (Behandlung von sozialer Phobie).
- Folgende Einzeleffekte oder Nebenbeobachtungen sind von Interesse:
  - Kendall et al. (2001) finden auch eine signifikante Reduktion externalisierender Probleme im Zuge der Angsttherapie (entspricht auch unseren Erfahrungen)
  - der Einbezug der Eltern ist bei Barrett et al. (1996, 2001) besonders wirksam für jüngere Kinder und Mädchen
  - in der Untersuchung von Cobham et al. (1999) zeigt das elterliche Angstmanagement nur dann zusätzliche Effekte, wenn die Eltern selbst ängstlich waren, im 3-Jahres-Follow-up aber sind insgesamt mehr Kinder diagnosefrei, wenn die Eltern miteinbezogen worden waren
  - für Kinder mit vielen psychosomatischen Problemen ist die progressive Muskelrelaxation in der Studie von Eisen und Silverman (1998) der kognitiven Verhaltenstherapie überlegen (aber sehr kleine Fallzahl)
  - Howard und Kendall (1996) berichten auch von einer Angstreduktion bei den beteiligten Eltern (sog. „spill-over“-Effekt)
  - Rapee (2000) kann auch mit einer geringeren Stundenzahl (neun) signifikante Verbesserungen in der ängstlichen Symptomatik erreichen, Entspannungsübungen waren dabei *nicht* Teil der Behandlung

Es ergeben sich eine Reihe von methodischen Problemen in diesen Therapiestudien:

- Einzelne Wirkfaktoren der Trainings wurden bisher nicht herausgefiltert, ebenso fehlen Studien zur relativen Wirksamkeit einzelner Behandlungselemente (Silverman et al., 1999).

- Zu häufig werden nur Wartelisten als Kontrollgruppen benutzt; Beidel et al. (2000) weisen auf zwei Studien zu kindlichen Angststörungen hin, in denen sich keine Unterschiede zugunsten der Therapie fanden, wenn diese mit attention-placebo-Kontrollgruppen verglichen wurden (Beidel et al., 2000; Silverman et al., 1999); die mangelnde *spezifische* Wirksamkeit grundlegender kognitiv-verhaltenstherapeutischer Techniken wie Exposition oder Selbstkontrolle hätte schließlich weitreichende Konsequenzen und würde auch die Überlegenheit der KVT über andere Therapieschulen (wegen mangelnder Studien) in Frage stellen.

Therapieerfolg und -prädiktoren
Risikofamilien zeigen weniger Therapiegewinne und halten erreichte Fortschritte schlechter aufrecht (Kazdin, 1996). Fauber und Kendall (1992) berichten, dass geringere Compliance und mehr Dropouts bei Elterntrainings vor allem bei Psychopathologie der Eltern (insbesondere bei mütterlicher Depression), Ehestress, alleinerziehenden Elternteilen, sozialer Isolation der Familie und sozioökonomischer Benachteiligung zu beobachten sind. Inzwischen gibt es mehrere Studien zu möglichen Prädiktoren des Therapieerfolgs bzw. -misserfolgs, allerdings mit recht heterogenen Resultaten. Crawford und Manassis (2001) untersuchten familiäre Prädiktoren des Behandlungserfolges von kindlichen Angststörungen. Es zeigte sich, dass familiäre Dysfunktion, elterliche Frustrationen, Erziehungsstress und väterliche Somatisierungsprobleme einen signifikant niedrigeren Therapieerfolg voraussagten. Umgekehrt verbesserten sich nach der Behandlung die familiären Beziehungen, die Frustrationen und die mütterliche Psychopathologie. Berman et al. (2000) analysierten die o.g. Therapieprogramme (Silverman et al., 1999) im Hinblick auf mögliche Prädiktoren. Irrelevant im Hinblick auf den Therapieerfolg waren folgende Variablen (ebenso Beidel et al., 2000, 2001; Kendall et al., 1997; Nauta et al., 2001; Rapee, 2000): Alter, Geschlecht, ethnische Zugehörigkeit, Einkommen der Eltern, Art der primären Angstdiagnose, Gesamtzahl der Diagnosen, Komorbidität oder Schwere der Störung. Signifikante Prädiktoren waren dagegen die Ausmaße der kindlichen Depressivität und Traitangst sowie elterliche Symptome (Depressionen, Angst, Paranoia).

3. Prävention
Besonders Spence und Dadds (1996) bzw. Dadds et al. (1997; Lowry-Webster et al., 2001) haben sich verdient gemacht bzgl. der Prävention von Angststörungen im Kindes- und Jugendalter. Sie halten präventive Maßnahmen insbesondere indiziert bei Hochrisikogruppen, die bereits Anfänge des Problemverhaltens zeigen. Die o.g. Autoren haben zwei Interventionsprogramme entwickelt und mit positiven Ergebnissen evaluiert (ebenso Barrett & Turner, 2001, im schulischen Bereich).

2.6 Implikationen

Aus den Forschungsergebnissen, wie sie hier wiedergegeben wurden, haben wir für unser Training folgende Schlüsse gezogen:

- Eine gründliche Kenntnis der verschiedenen Angststörungen und ihrer Beziehungen untereinander bzw. zu anderen Störungsbildern ist unumgänglich. Das impliziert auch eine sorgfältige diagnostische Abklärung der Kinder und ihrer Familien. Mögliche komorbide Probleme sind in der Therapie zu berücksichtigen.
- Frühe Interventionen verbessern die Prognose angstgestörter Kinder und beugen einer Chronifizierung vor. Unsere Zielgruppe sind deshalb Grundschulkinder.
- Ängstliche, unsichere und depressive Kinder neigen zu kognitiven Verzerrungen, haben häufig Defizite in der De- und Enkodierung von Emotionen und tendieren zu somatischen Beschwerden; diese Bereiche sind entsprechend Gegenstand der Therapie.

- Die Familien spielen eine signifikante Rolle in der Entstehung und Aufrechterhaltung von kindlichen Ängsten. Insbesondere die Eltern-Kind-Beziehung (Wärme, Autonomie, ressourcenorientiert), das Erziehungsverhalten (Konsequenz, kein Überbehüten, sinnvolle Verstärkung) sowie der Modellcharakter (eigene Ängste der Eltern oder Großeltern) spielen eine wichtige Rolle im Training.
- Anhand von Störungsmodellen werden den Eltern die wichtigsten Einflussfaktoren der kindlichen Angststörungen verdeutlicht (Psychoedukation).
- Die Konzeption als primär kognitiv-verhaltenstherapeutisches Gruppentraining mit intensivem Einbezug der Eltern über einen Zeitraum von ca. 13 Sitzungen wird durch die vorliegenden Forschungsergebnisse bestätigt:
  - Angststörungen im Kindesalter sind mit kognitiv-verhaltenstherapeutischen Verfahren erfolgreich zu behandeln.
  - Therapieerfolge sind mit einem Aufwand zwischen 9 und 20 Wochen zu erreichen.
  - Die Behandlung in einer Gruppe scheint mindestens so effektiv wie das einzeltherapeutische Setting und ist damit aus kosten- und zeitökonomischen Gesichtspunkten vorzuziehen.
  - Der Einbezug der Eltern in die Therapie führt zu zusätzlichen Therapiegewinnen.

Autoren	Therapie	Gruppe	einzeln	Eltern	Stichprobe	Kontrolle	Ergebnisse	Einschränkungen
Barrett et al. (1996, 2001)	(1) KVT nach Kendall (12 Sitzungen, 60-80 min), (2) KVT + Familienmanagement (FM, wöchentl.)		x	x	N=79, klinisch, 7-14 J., Trennungsangst, Überängstlichkeit, soziale Phobie	WL	- Status: KVT+FM (84% diagnosefrei)> KVT (57%) > WL (26%), keine Unterschiede zw. Diagnosegruppen - Verhaltensbeobachtung: KVT+FM > KVT > WL - Fragebögen: SB uneinheitl., FB KVT+FM > KVT > WL - bei jüngeren Kindern und Mädchen KVT+FM bes. wirksam - nach 6 und 12 Mon. stabile oder sogar bessere Effekte - Langzeit-Follow-up nach 6 Jahren: 86% weiterhin ohne Diagnose, aber KVT+FM = KVT	keine Kontrollgruppe im Langzeit-Follow-up
Beidel et al. (2000)	Social Effectiveness Therapy for Children (SET-C, 12 Wochen, 2x/Wo.)	x	x	(x)	N=30, klinisch, 8-12 J., soziale Phobie, 41% komorbid weitere Angststörung oder ADHD	Lerntraining (AP)	- Status: SET-C (67% diagnosefrei) > AP (5%), nach 6 Mon. 85%! - Verhaltensbeobachtung: SET-C > AP - Fragebögen: FB Eltern (CBCL) und SB SET-C > AP - Effektstärken: SET-C > AP, mittel bis groß (bzgl. sozialer Phobie 0.59 bis 2.30) - nach 6 Mon. alle Werte stabil, Status und SB verbessert - keine Unterschiede bzgl. Alter oder Geschlecht	
Blonk et al. (1996)	Soziales Kompetenztraining (SKT) nach Blonk (20 Sitzungen, 90 min)	x			N=102, klinisch, 8-12 J., „social adjustment disorders“ (internalisierend & externalisierend)	WL	- Fragebögen: FB Eltern (CBCL) SKT = WL, aber bzgl. Selbstsicherheit & Unterwürfigkeit SKT > WL (auch lt. Lehrer); SB SKT = WL - Soziometrie: SST > WL bzgl. Akzeptanz - nach 4-5 Mon. FB stabil, SB verbessert	Einbezug der Eltern nicht ausreichend spezifiziert
Cobham et al. (1999)	(1) GKVT nach Barrett (10 Sitzungen), (2) GKVT + elterliches Angstmanagement (PAM, 4 Sitzungen)	x		x	N=67, 7-14 J., keine Angaben zu einzelnen Angstdiagnosen, ängstliche vs. nicht-ängstliche Eltern		- diagnosefreie Kinder: Therapie / Kind Angst / Kind + Ke Angst / nach 3 J. GKVT / 82% / 39% / 70% GKVT + PAM / 80% / 77% / 89%	vorläufiger Bericht über die Ergebnisse

Tab. 2 Wirksamkeitsstudien zur Behandlung kindlicher Angststörungen (in alphabetischer Folge)

Autoren	Therapie	Gruppe	einzeln	Eltern	Stichprobe	Kontrolle	Ergebnisse	Einschränkungen
Eisen & Silverman (1998)	(1) KVT nach Silverman (Manual, 10 Sitzungen, 2x/Wo., 45 min Kinder, 30 min Eltern, 15 min beide), (2) Progressive Muskelrelaxation (PMR)		x	x	N=4, klinisch, 8-12 J., general. Angststörung, je nach Schwerpunkt (kognitiv vs. körperlich) KVT oder PMR (cross-over)	MB	- Status: spezifische Therapie > unspezifische - Fragebögen: spezifische Therapie > unspezifische - Angstratings und negative Kognitionen: spezifische Therapie > unspezifische - nach 6 Mon. stabile Effekte	Elternarbeit nicht ausreichend spezifiziert, kleines N
Flannery-Schroeder & Kendall (2000)	(1) KVT „Coping Cat Workbook“ einzeln (18 Sitzungen, 50 min), (2) GKVT (18 Sitzungen, 90 min)	x	x	x	N=37, klinisch, 8-14 J., Trennungsangst, general. Angststörung, soz. Phobie	WL	- Status: KVT (64% diagnosefrei) = GKVT (50%) > WL (0%) - Fragebögen (SB & FB): teilweise signifikante Verbesserungen für KVT & GKVT > WL, aber keine Effekte auf Sozialverhalten - durchschnittl. Effektstärken: 1.77 (KVT) & 1.55 (GKVT) - nach 3 Monaten 50-53% diagnosefrei, Fragebogenwerte stabil	keine Verhaltensbeobachtung
Howard & Kendall (1996)	KVT „Coping Cat Workbook“ (16-20 Sitzungen, 50 min) mit intensiver Familientherapie		x	x	N=6, klinisch, 9-13 J., Trennungsangst, Überängstlichk., komorbid 3x ADHD	MB	- Status: 5 von 6 diagnosefrei - Fragebögen (SB & FB): sign. verbessert - Familie: keine Veränderung bzgl. ehelicher Konflikte - nach 4 Mon. stabile Effekte	keine Kontrollgruppe, keine Verhaltensbeobachtung
Kendall Arbeitsgruppe (1994-97)	KVT „Coping Cat Workbook“ (17 Sitzungen, 50-60 min)		x		N=47, klinisch, 9-13 J., Trennungsangst, Überängstlichkeit, Vermeidungsstörung	WL	- Status: KVT (64% diagnosefrei) > WL - Verhaltensbeobachtung: KVT > WL - Fragebögen (SB & FB): KVT > WL - nach 12 Mon. und 3.5 Jahren stabile Effekte	
Kendall et al. (2001)	KVT „Coping Cat Workbook“ (16-20 Sitzungen, 60 min)		x		N=173, klinisch, 8-13 J., Trennungsangst, general. Angststörung, soz. Phobie, komorbid: internal. & external. Störungen	WL	- Status: Angststörung allein = Angst + komorbide Störungen (70% diagnosefrei, auch sign. Reduktion externalisierender Störungen) - Fragebögen (SB & FB): Angststörung allein = Angst + komorbide Störungen, beide signifikant verbessert (auch im Follow-up)	keine Angaben zum Einbezug der Eltern, keine Ergebnisse der WL, Länge F-U nicht angegeben

Fortsetzung Tab. 2 Wirksamkeitsstudien zur Behandlung kindlicher Angststörungen (in alphabetischer Folge)

Autoren	Therapie	Gruppe	einzeln	Eltern	Stichprobe	Kontrolle	Ergebnisse	Einschränkungen
Mendlowitz et al. (1999)	(1) GKVT nach Kendall (12 Sitzungen, 90 min), (2) GKVT + Elternarbeit (EA), (3) nur Eltern (EA)	x		x	N=68, klinisch, 7-12 J., nicht näher spezifizierte Angststörungen	WL	- Fragebögen: FB GKVT+EA > GKVT = EA, SB alle verbessert, Gruppenunterschiede nur in aktiver Bewältigung GKVT+EA > GKVT = EA	Elternarbeit nicht aureichend spezifiziert, nur Fragebogendaten, kein Follow-up
Nauta et al. (2001)	(1) KVT nach Kendall, (2) KVT + Cognitive Parent Training (CPT, 7 Sitzungen)		x	x	N=18, klinisch, 8-15J., Trennungsangst, soz. Phobie, general. Angststörung, komorbide Angststörungen		- Status: KVT (44% diagnosefrei) = KVT+CPT (11%), nach 3 Monaten 88% bzw. 71% - Fragebögen: SB & FB beide sign. verbessert, aber KVT = KVT+CPT - Effektstärken nach 3 Mon.: .86 (SB), 1.86 (FB) - nach 15 Mon. (währenddessen weitere Therapien!) stabile Effekte, aber geringere Effektstärken (.14/.60)	kleine Fallzahl, Warteliste fehlt
Rapee (2000)	GKVT nach Kendall/Rapee (9 Sitzungen, 90 min) mit Einbezug Eltern	x	x	x	N=95, 7-16 J., Trennungsangst, soz. Phobie, general. Angststörung	WL	- Fragebögen: SB & FB GKVT+FM > WL - klinisches Urteil: 0% keine, 11.7% leichte, 45% mittlere, 43.3% deutliche Verbesserung - nach 12 Mon. stabile Effekte - keine bedeutsamen Prädiktoren der Effekte gefunden (auch nicht Alter und Geschlecht)	kein diagn. Status nach Behandlung angegeben, keine Verhaltensbeobachtung
Shortt et al. (2001)	GKVT nach „Friends Program“ (Manual, 10 Sitzungen, mit Eltern)	x		x	N=71, 6-10J., Trennungsangst, general. Angststörung, soz. Phobie	WL	- Status: GKVT (69% diagnosefrei) > WL (6%), Komorbiditätsrate GKVT (10%) > WL (63%), Stärke der Beeeinträchtigung GKVT > WL - Fragebögen: GKVT > WL, auch klinisch signifikante Unterschiede in CBCL-Werten - nach 12 Mon. stabile oder bessere Effekte - keine Unterschiede bzgl. Geschlecht, Gruppengröße, diagnostische Gruppen, Komorbidität	keine Verhaltensbeobachtung

Fortsetzung Tab. 2 Wirksamkeitsstudien zur Behandlung kindlicher Angststörungen (in alphabetischer Folge)

Autoren	Therapie	Gruppe	einzeln	Eltern	Stichprobe	Kontrolle	Ergebnisse	Einschränkungen
Silverman et al. (1999)	GKVT + Elternarbeit nach Silverman und Kendall (Manual, 12 Sitzungen, 40 min Kinder, 15 min Kinder + Eltern)	x		x	N=56, klinisch, 6-16 J., soziale Phobie, general. Angststörung	WL	- Status: GKVT (64% diagnosefrei) > WL (13%), in CBCL T<70 für GKVT 82% > WL 9% - Fragebögen: FB Eltern GKVT > WL, SB alle verbessert aber nur teilweise Gruppenunterschiede - nach 3, 6 und 12 Monaten 76-79% diagnosefrei, Fragebögendaten stabil	keine Verhaltensbeobachtung, Einbezug der Eltern gering
Silverman et al. (1999)	(1) Kontingenzmanagement (KM), (2) Selbstkontrolltechniken (SK), (3) Psychoedukation als KG (alle 10 Sitzungen, 40 min Kinder, 25 min Eltern, 15 min beide, Manual)		x	x	N = 81, klinisch, 6-16 J., meist einfache Phobien, wenige Sozial- u. Agoraphobien	AP	- Status: SK (88% diagnosefrei) > KM (55%) = AP (56%) - Fragebögen: SB & FB KM = SK = AP, aber alle drei Konditionen signifikante Verbesserungen über die Zeit - Angstthermometer: KM = SK > AP	fehlende Dateninterpretationen
Spence et al. (2000)	(1) GKVT + Elternarbeit (EA) nach Spence (Manual, 12 Sitzungen, 1x/Wo, 90 min Kinder, 30 min Eltern), (2) GKVT (ohne Eltern)	x		x	N=50, klinisch, 7-14J., soziale Phobie (n=27 plus weitere Diagnose)	WL	- Status: GKVT+EA (88% diagnosefrei) > GKVT (58% > WL (7%) - Fragebögen: SB & FB GKVT+EA = GKVT > WL - Verhaltensbeobachtung (soz. Interaktionen in der Schule, Rollenspiel): GKVT+EA = GKVT = WL ! - nach 6 Mon. FB-Daten stabil, SB stabil oder besser, nach 12 Mon. diagnosefrei stabil	
Toren et al. (2000)	GKVT mit Eltern und Kind gleichzeitig (Manual, 10 Sitzungen, 80 min)	x		x	N=24, klinisch, 6-13J., Trennungsangst, general. Angststörung oder beides, komorbide Störungen	WL?	- Status: GKVT (70% diagnosefrei, 90% nach 3 Jahren) Fragebögen: SB alle verbessert - Ängstlichkeit der Mütter unverändert	keine ausreichenden Datenangaben zur WL, keine Elternfragebögen

Abkürzungen: KVT = Kognitive Verhaltenstherapie (einzeln), GKVT = Kognitive Verhaltenstherapie in Gruppen, WL = Warteliste, FB = Fremdbeurteilungen, SB = Selbstbeurteilungen, MB = Multiple-Baseline-Design, Ke = Kindeltern, > = signifikant besser (mind. auf .05-Niveau), F-U = Follow-up, KG = Kontrollgruppe, AP = Attention-Placebo-Kontrollgruppe

Fortsetzung Tab. 2 Wirksamkeitsstudien zur Behandlung kindlicher Angststörungen (in alphabetischer Folge)

Kapitel 3
Struktur, Inhalte und Methoden des Trainings

3.1 Struktur

Das Gruppentraining für ängstliche und unsichere Kinder erstreckt sich über ca. 17 Wochen und ist folgendermaßen aufgebaut:

Woche	Inhalt	Dauer
1-2	Diagnostik	
3	1. Elternabend	120 Min.
4-8	Kinderstunden 1-5	60 Min. + 30 Min. Eltern
9	2. Elternabend	120 Min.
10	Einzelgespräch	50 Min.
11-15	Kinderstunden 6-10	60 Min. + 30 Min. Eltern
16	3. Elternabend	120 Min.
17	ggf. Einzelgespräch	50 Min.

Sowohl Eltern- als auch Kinderstunden bauen inhaltlich aufeinander auf. Von einer Stunde zur nächsten müssen von Kindern und Eltern Hausaufgaben erledigt werden. Zu den Elternabenden sollen beide Elternteile erscheinen, zu den wöchentlichen Elterngesprächen ein Elternteil (und zwar immer dasselbe, um Kontinuität zu gewährleisten).

Die Kinderstunden und die wöchentliche Elternarbeit folgen jeweils einem festen Schema. Die Gliederung der Kinderstunden sieht wie folgt aus:

1. Begrüßung, Besprechen der Hausaufgabe und Lesen des Feedbackzettels
2. Vorstellen des Themas der Stunde
3. Übungen zum Thema
4. Kreative Phase
5. Ausfüllen der Feedbackbögen
6. Besprechen der Hausaufgabe

Dabei sollen die Übungen natürlich zeitlich den größten Raum einnehmen. Die Zeit ist sehr knapp; ggf. muss die Kreative Phase etwas abgekürzt und die Feedbackzettel von den Therapeutinnen ausgefüllt werden (nähere Erklärungen im Trainingsmanual).
Die wöchentliche Elternarbeit ist eingeteilt in

1.	Informationen über den Inhalt der Kinderstunde und die Hausaufgabe der Kinder	3-5 Min.
2.	Austausch über die Hausaufgabe der vergangenen Woche	10-15 Min.
3.	Besprechen der neuen Hausaufgabe für die kommende Woche	3-5 Min.
4.	Zeit zum Besprechen aufgetretener Probleme; Fragen	10-15 Min.

3.2 Inhalte

Die Inhalte des Trainings leiten sich aus dem gegenwärtigen Stand der Forschung ab, soweit dies realisierbar ist. Im Folgenden werden die Inhalte und Ziele des Trainings beschrieben auf einer sehr konkreten Ebene; dies soll als Hintergrund zur praktischen Durchführung der einzelnen Stunden dienen. Bei den Zielen sind zwei Formen zu unterscheiden: übergeordnete Ziele, die für alle Stunden gelten, und spezifische Ziele, die für die einzelnen Stunden gelten.

1. Übergeordnete Ziele für die Kinder

- Förderung sozial kompetenten und angstfreieren Verhaltens in einer Gruppe:
  - die Fähigkeit fördern, sich angemessen zu behaupten
  - besserer Umgang mit sozialer Bewertung
  - verringerte Selbstaufmerksamkeit
  - größeres Verhaltensrepertoire erwerben
  - Vermeidungsverhalten verringern
  - Verbesserung der Fähigkeit, sich auf verschiedene Interaktionspartner einzustellen
  - positive Beziehungserfahrungen fördern
- Förderung individueller Fertigkeiten:
  - ermöglicht durch differentielles Feedback und wiederholtes Üben sozialer Fertigkeiten
  - Emotionsregulation verbessern
  - individuelle Ängste abbauen
- Förderung von Empathie:
  - sich besser in andere hineinversetzen
  - Rücksichtnahme auf andere fördern
  - Mitgefühl ausdrücken lernen
  - andere loben können
- Förderung von Selbstvertrauen und Selbsteffektivität:
  - durch differentielle positive Rückmeldungen von Therapeutinnen, den anderen Kinder und den Eltern
  - Bewältigungserfahrungen und Erfolgserlebnisse herbeiführen, Misserfolgsängstlichkeit verringern
  - individuelle Stärken und Schwächen berücksichtigen
  - positive Kontrollerfahrungen ermöglichen
  - positive soziale Erwartungen fördern
- Transfer in den Alltag durch entsprechende Hausaufgaben

2. Übergeordnete Ziele für die Eltern

- Verbesserung der Eltern-Kind-Beziehung:
  - Verständnis für das Kind erwerben
  - positive Seiten des Kindes neu entdecken
  - positive Formen der Kommunikation fördern
  - realistische Anforderungen an das Kind stellen
  - Eltern und Kind als „Team" zur Bewältigung von Unsicherheit und Ängsten
- Stärkung der Erziehungskompetenzen:
  - Erziehungshilfen in vielfältiger Form geben
  - Zusammenhänge zwischen eigenem und dem Verhalten des Kindes erkennen
  - Selbstmanagementfähigkeiten der Eltern fördern
  - aktive Bewältigungserfahrungen ermöglichen
  - Ressourcen der Eltern aktivieren

- Erfahrungsaustausch der Eltern in der Gruppe ermöglicht Entlastung und höhere Motivation

3. Spezifische Ziele: Kinderteil
Neben den nun genannten Inhalten sind Bestandteil jeder Stunde der Feedbackplan, in dem das Zielverhalten für die jeweilige Stunde festgelegt wird, und die Besprechung der Hausaufgaben der vorangegangenen Stunde.

Stunde 1: Kontaktaufnahme & Kennenlernen	
Inhalte • kurze Vorstellungsrunde, Gruppenregeln • Gruppenmappen • Übungen: Kontaktaufnahme und Kennenlernen • Teilnehmerurkunde • Einführung des Feedbackplans • Hausaufgabe: Teilnehmerurkunde ausfüllen	**Spezifische Ziele** • sichere Atmosphäre schaffen mit Wertschätzung, klaren Regeln und Strukturen • Grundstruktur der Stunden vermitteln • Erlernen einfacher Kommunikationsfähigkeiten: Begrüßen, Kennenlernen und Fragenstellen • Lernen, vor der Gruppe zu sprechen und sich sozialer Bewertung auszusetzen

Stunde 2: Gefühle kennenlernen & wahrnehmen (I)	
Inhalte • Übungen: die Gefühle „glücklich“ und „traurig“ auf nonverbaler Ebene richtig erkennen, verbalen Ausdruck fördern • Hausaufgabe: Selbstbeobachtung bzgl. der o.g. Gefühle durch Photos und selbstgemalte Situation	**Spezifische Ziele** • bessere nonverbale De- und Enkodierung der Emotionen „Glück“/„Traurigkeit“, Wahrnehmung physiologischer Reaktionen • bessere Verbalisierung von Emotionen • bessere Fremd- und Selbstbeobachtung, Reflektieren eigener Erfahrungen mit Emotionen und individueller Unterschiede • kreativer Umgang mit Gefühlen

Stunde 3: Gefühle kennenlernen & wahrnehmen (II)	
Inhalte • Übungen: die Gefühle „wütend“ und „ängstlich“ auf nonverbaler Ebene richtig erkennen, verbalen Ausdruck fördern • Hausaufgabe: Selbstbeobachtung bzgl. der o.g. Gefühle durch selbstgemalte Situation	**Spezifische Ziele** • bessere nonverbale De- und Enkodierung der Emotionen „Wut“/„Angst“, Wahrnehmung physiologischer Reaktionen • bessere Verbalisierung von Emotionen • bessere Fremd- und Selbstbeobachtung, Reflektieren eigener Erfahrungen mit Emotionen und individueller Unterschiede • Bewußtmachen eigener Ängste als Grundlage späterer Selbstkontrolle • kreativer Umgang mit Gefühlen

Stunde 4: Gefühle & Gedanken	
Inhalte • Übungen: Rollenspiel „sich angemessen wehren können“, Erkennen der Gefühle, Differenzierung von guten und schlechten Gedanken • Gedanken-Reim • Hausaufgabe: Gegenüberstellung von guten und schlechten Gedanken in alltäglichen Situationen	**Spezifische Ziele** • Erkennen und Differenzierung positiver und negativer Kognitionen • Erarbeitung von positiven und lösungsorientierten Kognitionen • Anwendung des Wissens über Emotionen aus den Stunden 1-3 • Verbesserung der Informationsaufnahme und -verarbeitung • Regulation von Emotionen durch Kognitionen • Gefühle der Kontrolle und Bewältigung vermitteln und aktiv erfahren • kreativer Umgang mit Kognitionen

Stunde 5: Gefühle, Gedanken und ihre Folgen	
Inhalte • Übungen: Rollenspiel „Umgang mit schlechten Noten“, Differenzierung von guten und schlechten Gedanken, Erarbeiten von Lösungen • Hausaufgabe: gute Gedanken für die Schule (Wettbewerb)	**Spezifische Ziele** • Vertiefung der Stunde 4 im Hinblick auf Misserfolgserfahrungen • Vermittlung konkreter und lösungsorientierter Bewältigungsmöglichkeiten • Motivation erhöhen

Stunde 6: Einüben sozialer Fertigkeiten	
Inhalte • Übungen: verstärkte Fokussierung auf soziale Fertigkeiten, einfaches Situation-Verhalten-Konsequenzen-Modell, Erarbeiten von Änderungen, Ausprobieren im Rollenspiel • Hausaufgabe: Üben der sozialen Fertigkeiten im Alltag	**Spezifische Ziele** • konkretes Üben sozialer Fertigkeiten • bessere Selbstwahrnehmung: Wie wirkt mein Verhalten auf andere? Was bewirkt eine Änderung meines Verhaltens? • Selbstwirksamkeit stärken, Opferrolle vermeiden • schnelle Erfolgserlebnisse ermöglichen (im Rollenspiel) • Transfer in den Alltag

Stunde 7: Selbstbewusstsein und Motivation	
Inhalte • Übungen: jeder muss loben und wird gelobt, „Zaubertrick“, längere Spielphase • Hausaufgabe: „Superheld“ – Bild malen	**Spezifische Ziele** • andere loben lernen • verbesserte Wahrnehmung von eigenen und fremden Stärken • lernen, Lob anzunehmen • sich selbst loben lernen (positive Sicht von sich selbst fördern) • Motivierung zu weiteren Verhaltensänderungen, dadurch Erhöhung der Selbstwirksamkeit

Stunde 8: Bewältigung von Angst	
Inhalte • Übungen: Einordnung der eigenen Ängste auf dem Angstthermometer, gemeinsame Analyse von Angstsituationen (Situation, Emotionen, Kognitionen, Konsequenzen), Maßnahmen der Angstbewältigung, Mut-mach-Spruch • Hausaufgabe: Mut-mach-Plan, Entspannungsübung	**Spezifische Ziele** • Zugeben von Angst, Entlastung durch Gruppe (jeder hat Angst) • Aufbau von Bewältigungsverhalten, Abbau von Vermeidung • Emotionsregulation durch Entspannung und kognitive Hilfen • Einübung von Fertigkeiten als Vorstufe zur Exposition (wenn nötig) • schrittweise Exposition im Alltag mit erreichbaren Zielen zwecks Motivation

Stunde 9: Bewältigung von Traurigsein	
Inhalte • Übungen: Rollenspiel „traurig nach Ausgeschimpftwerden", Erkennen von Gefühlen und Gedanken, Erarbeitung von Bewältigungsverhalten, Bildergeschichte als „Handlungsplan" • Hausaufgabe: Selbstbeobachtung (Gedanken, Gefühle, Bewältigung) in traurigen Situationen	**Spezifische Ziele** • Emotionsregulation durch Vermittlung aktiver Bewältigungsstrategien • Verminderung von Hilflosigkeitsgefühlen • Förderung von Selbstwahrnehmung im Umgang mit Traurigkeit

Stunde 10: Bewältigung von Wut und Aggression	
Inhalte • Übungen: Rollenspiel „Umgang mit Wut", Erkennen von Gefühlen und Gedanken, Bildergeschichte als „Handlungsplan", Üben in Rollenspielen • Abschied	**Spezifische Ziele** • bessere Selbstkontrolle • Einüben der Selbstkontrollstrategien • Einübung nicht-aggressiver Selbstbehauptung, Verringerung der „passiven Opferrolle" • Zusammenhänge zwischen eigenem Verhalten und der Reaktion anderer positiv erleben

4. Spezifische Ziele: Elternarbeit

Da Elternabende und wöchentliche Elternarbeit miteinander verwoben sind, sollen sie hier auch gemeinsam dargestellt werden. Bestandteil jeder Elternstunde ist, dass zunächst berichtet wird, was Inhalt der Kinderstunde war. Dies soll das therapeutische Vorgehen für die Eltern transparent und damit nachvollziehbar machen. Weiter wird in jeder Stunde die Hausaufgabe der Kinder mit den Eltern besprochen, denen auch vermittelt wird, dass sie (und nicht die Kinder) für die korrekte Durchführung der Hausaufgabe verantwortlich sind.

Erster Elternabend	
Inhalte • Begrüßung, Kennenlernen, „andere haben ähnliche Probleme" • Reflektion von Erwartungen an das Trainingsprogramm • Imaginationsübung „Ein Tag im Leben meines Kindes" • Erarbeitung eines Störungsmodells • Vermittlung des therapeutischen Vorgehens • negative Kreisläufe im Verhalten zwischen Eltern und Kind kennenlernen • Handout (Störungsbilder und -modelle, Ursachen, Tips, Literaturhinweise) • Hausaufgabe: Kreisläufe	**Spezifische Ziele** • Schaffen einer vertrauensvollen Atmosphäre • Erwartungen der Eltern erfassen • Psychoedukation (Störungsbilder, Ursachen, Störungsmodell, Interventionsmöglichkeiten) • Entlastung durch Gruppenerfahrung („anderen geht es genauso") • Empathie für das Kind fördern • sensibilisieren für Zusammenhänge in der Eltern-Kind-Beziehung • Vermittlung des therapeutischen Konzeptes, Wichtigkeit der Elternarbeit als Grundstein für Veränderungen beim Kind betonen • Fokus auf Stärken statt Defizite • Hausaufgaben etablieren

Stunde 1	
Inhalte • positive Verhaltensweisen und Ressourcen des Kindes beobachten und notieren	**Spezifische Ziele** • verstärkte Wahrnehmung positiver Verhaltensweisen des Kindes (Fokus auf Stärken und Ressourcen statt Defizite) • Verbesserung der Eltern-Kind-Beziehung (positive Beziehungserfahrung), Verringerung von Ablehnung und Kritisieren durch die Eltern • Motivation und Selbstbewusstsein des Kindes stärken

Stunde 2	
Inhalte • Art und Weise der positiven Rückmeldungen an das Kind notieren	**Spezifische Ziele** • siehe Stunde 1 • Selbstbeobachtung der Eltern verbessern • positive Aufmerksamkeit für das Kind

Stunde 3	
Inhalte • neue Formen der positiven Rückmeldungen an das Kind ausprobieren und notieren	**Spezifische Ziele** • siehe Stunden 1 und 2 • Verhaltensrepertoire der Eltern erweitern

Stunde 4	
Inhalte • Annahmen über das Selbstbild des Kindes aufstellen	**Spezifische Ziele** • verbesserte Wahrnehmung des Kindes durch Perspektivenübernahme • Empathie und Verständnis für Verhaltensweisen des Kindes fördern • Parallelen zur eigenen Kindheit ziehen

Stunde 5	
Inhalte • Beobachten und notieren, welche Gedanken man beim Kind durch das eigene Verhalten erzeugt	**Spezifische Ziele** • verbesserte Wahrnehmung der Konsequenzen des eigenen Erziehungsverhaltens

Zweiter Elternabend	
Inhalte • Rollenspiel: „ängstliche Reaktion des Kindes, ärgerliche Reaktion des Elternteils“, Besprechung der Rollen • Übung: hilfreiche und wenig hilfreiche Reaktionen • Einführung des Punkteplanes	**Spezifische Ziele** • Reflektion eigenen Erziehungsverhaltens • Erziehungs- und Handlungskompetenzen der Eltern würdigen • sensibilisieren für Zusammenhänge zwischen kindlichem Verhalten und elterlichen Reaktionen • Vermittlung konkreter Erziehungshilfen • Kennenlernen des „Prinzips der kleinen Schritte“ und des Kontingenzmanagements

Stunde 6	
Inhalte • das Kind bei seiner Hausaufgabe (soziale Fertigkeiten) unterstützen • Weiterführung des Punkteplanes	**Spezifische Ziele** • Eltern und Kind als „Team“ beim Erlernen neuer Fertigkeiten • Betonung der Relevanz des Übens für den Alltagstransfer

Stunde 7	
Inhalte • notieren, was man an seinem Kind mag • Weiterführung des Punkteplanes	**Spezifische Ziele** • siehe Stunde 1 • Differenzierung des Kontingenzmanagements

Stunde 8	
Inhalte • das Kind bei seiner Hausaufgabe (Mutmach-Plan) unterstützen • Entspannungsübung mit dem Kind durchführen • Weiterführung des Punkteplanes	**Spezifische Ziele** • Teamgedanke fördern (siehe Stunde 6) • Kennenlernen einer einfachen Entspannungstechnik • Differenzierung des Kontingenzmanagements

Stunde 9	
Inhalte • Wiederholung und Anwendung der Bildergeschichte zu Hause • Weiterführung des Punkteplanes	**Spezifische Ziele** • Vertiefung des mit den Kindern erarbeiteten Handlungsplanes • Differenzierung des Kontingenzmanagements

Stunde 10	
Inhalte • Wiederholung und Anwendung der Bildergeschichte zu Hause	**Spezifische Ziele** • Vertiefung des mit den Kindern erarbeiteten Handlungsplanes

Dritter Elternabend	
Inhalte • Imaginationsübung „Reise durch das Training“ • Reflektion: Fragen zum Training • Übung: Strategien gegen die Angst • Rückmeldung an die Therapeutinnen • Ausblick und Verabschiedung: Brief an sich selbst	**Spezifische Ziele** • Zusammenfassung des Trainings • Motivierung der Eltern, erlernte Strategien weiter zu verwenden • Fokussierung auf bereits erzielte Verbesserungen • Beurteilung des Trainings als Rückmeldung für die Therapeutinnen und zur weiteren Verbesserung • Brief als „Auffrischer“

5. Inhalte und spezifische Ziele: Einzelgespräch

Da in den 30-minütigen Elternsitzungen häufig nicht genug Zeit bleibt, die Belange der einzelnen Familien genauer zu besprechen, wird standardmäßig (mindestens) ein Einzelgespräch nach dem zweiten Elternabend vereinbart. Neben den Anliegen der Eltern geht es hier auch um die Mitteilung der gemachten Beobachtungen durch die Therapeutinnen. Da man die Familie jetzt doch schon gut kennengelernt hat, können auch systemisch-familientherapeutische Sichtweisen integriert werden. Es können außerdem spezifische weitere Maßnahmen im Hinblick auf die Angstproblematik des Kindes geplant werden, auch eine mögliche therapeutische Weiterbetreuung der Familie über die Zeit des Trainings hinaus kann angesprochen werden. An dem Gespräch sollten beide Eltern und das Kind teilnehmen; es sollte aber überlegt werden, ob das Kind bei allen Themen anwesend sein kann. Es dauert 50 Minuten.

Auch dieses Einzelgespräch ist vorstrukturiert:

- Würdigung der bisherigen Anstrengungen der Familie (Teilnahme am Training, Erledigung der Hausaufgaben etc.)
- Mitteilung der gemachten Beobachtungen im Rahmen des Trainings:
  - Beschreibung positiver Verhaltensweisen und Lernerfolge des Kindes
  - positive Formulierung weiterer Lernziele für das Kind (z.B. „Lena kann noch lernen, lauter zu sprechen“) und für die Eltern
- Fragen an die Eltern bzgl. des Trainings:
  - Wie kommen Sie mit dem Punkteplan zurecht?
  - Was hat Sie und Ihr Kind bisher besonders angesprochen, welche Erfahrungen haben Sie bisher gemacht?
  - Welche Verhaltensweisen des Kindes oder von sich selbst möchten Sie noch gerne positiv beeinflussen?
- ggf. Anprechen familiärer Besonderheiten (z.B. Inkonsistenz des Erziehungsverhaltens, Nichterledigung von Hausaufgaben, zu hohe Erwartungen der Eltern, hohe Stressbelastung der Familie, oppositionelle Verhaltensweisen des Kindes etc.)
- Treffen möglicher Vereinbarungen (sofern nötig): diese können sich sowohl auf das Verhalten des Kindes, das der Eltern oder das der ganzen Familie beziehen und sind individuell festzulegen (z.B. Modifizierung des Punkteplanes, spezifische „Hausaufgabe“ für die Eltern, Gespräch von Therapeutin mit Lehrkraft, Vereinbarung fortführender therapeutischer Hilfen etc.)

3.3 Psychologische und heilpädagogische Methoden

Das Training trägt v.a. Einflüsse der folgenden vier therapeutischen Richtungen in sich:

(1) Kognitive Verhaltenstherapie unter Einbezug der Eltern (Howard & Kendall, 1996; Schneider, 1999; Steinhausen & v. Aster, 1999):
Der Grundgedanke der Verhaltenstherapie, wonach ein spezifisches Problemverhalten durch spezifische Interventionen änderbar ist, liegt dem Training natürlich zugrunde. Folgende klassische von der kognitiven Verhaltenstherapie genutzten Interventionsmethoden kommen v.a. zum Einsatz: Verhaltensbeobachtung, Rollenspiele, differentielles Feedback, Kontingenzmanagement, Modellernen, Prompting, Exposition, Entspannung, kognitive Umstrukturierung, Selbstinstruktionen, Hausaufgaben, Psychoedukation.

(2) Psychologische Therapie (Grawe, 1998):
Folgende Wirkkomponenten tragen lt. Grawe wesentlich zu therapeutischen Veränderungen bei und wurden deshalb – so weit möglich – in unser Manual integriert: positive Kontrollerfahrungen, positive Beziehungserfahrungen, selbstwerterhöhende Erfahrungen, Ressourcenaktivierung, problemspezifische Interventionen, korrektive Erfahrungen.

(3) Systemische Familientherapie (v. Schlippe & Schweitzer, 2000):
Der Einfluss der systemischen Familientherapie schlägt sich nicht durch spezielle „Methoden“, sondern eher durch den starken Einbezug der Eltern in den therapeutischen Prozess und der Sichtweise einer Familie als sich wechselseitig beeinflussendes System nieder. Ihre Relevanz beweist sie v.a. bei komplexeren Störungsbildern.

(4) Heilpädagogik

Als maßgebliche Vorraussetzungen für die Interventionen sind natürlich der Aufbau einer positiven therapeutischen Beziehung und ein professionelles Therapeutenverhalten anzusehen (vgl. dazu Grawe, 1998). Ohne dieses Thema zu sehr vertiefen zu wollen, soll kurz auf unsere wichtigsten Erfahrungen hingewiesen sein:

- Im Umgang mit ängstlichen und unsicheren Kindern ist eine warme und empathische Haltung der Therapeutinnen unerlässlich, aber nicht zu verwechseln mit Überbehütung und Bemutterung (eine Haltung, die man diesen Kindern gegenüber relativ schnell annimmt, vgl. Elicker et al., 1993). Dazu gehört auch, ein Vermeidungsverhalten innerhalb der Gruppe möglichst nicht zu erlauben.
- Die sehr gute Beobachtung auch kleinster Veränderungen ist Grundlage konkreter positiver Rückmeldungen an das einzelne Kind („schau, wie prima du Alexander die ganze Zeit in die Augen geschaut hast!“). Wir halten dies für die vielleicht zentralste therapeutische Maßnahme. Die Rückmeldungen müssen konkret, für das Kind verständlich, echt und unmittelbar erfolgen. Auf der Grundlage dieser positiven Erfahrungen sind dann korrektive Hinweise problemlos möglich und für die Kinder gut annehmbar („Tim, sprich doch bitte ein bisschen lauter, das geht bestimmt!“). Auf diese Art werden die sozialen Fertigkeiten des einzelnen Kindes kontinuierlich verbessert.
- Das Training soll auch Spaß machen, und nichts ist trostloser für Kind und Eltern als humorlose und sich selbst zu wichtig nehmende Therapeutinnen.
- Den Eltern gegenüber ist deutlich zu signalisieren, dass sie „sich fortbildende Experten“ für Erziehung sind und nicht „schuldige Versager“. Eine bevormundende oder besserwisserische Haltung der Therapeutinnen ist ebenso unerträglich wie eine zu nachlässige und nicht strukturierende.
- Es gibt in jeder Gruppe „schwierige“ Elternteile. Besonders wichtig ist, dass niemand in der Gruppe wegen eines solchen Elternteils zu kurz kommt. Auch deshalb wird mit den Eltern die zeitliche und inhaltliche Struktur der Elternstunden genau besprochen, worauf immer wieder hingewiesen werden kann. In der Gruppe schwierige Eltern sind dies meist auch zuhause, hier ist es Aufgabe der Therapeutinnen, entsprechende Maßnahmen einzuleiten.

Kapitel 4
Vorbereitung des Trainings

Die Durchführung eines solchen Trainings muss nicht nur inhaltlich gut vorbereitet sein, sie setzt unabdingbar voraus, dass die teilnehmenden Kinder sorgfältig untersucht und ausgesucht sind. Die einzelnen Schritte der Vorbereitung, die sich in unserer Arbeit bewährt haben, sind nachfolgend ausführlich beschrieben. Um den Arbeitsaufwand möglichst gering zu halten, wurde eine Reihe von Kopiervorlagen erstellt.

4.1 Die Auswahl der Teilnehmer

Die Auswahl der teilnehmenden Kinder für die Gruppe sollte in mehreren Schritten erfolgen. Die Art des Auswahlverfahrens ist natürlich stark abhängig vom Rahmen, in dem das Gruppentraining durchgeführt wird. Nachfolgend beschreiben wir ein Procedere, das sich bewährt hat, aber sicher so nicht in allen Institutionen durchführbar ist. Hier müssen dann entsprechende Modifikationen vorgenommen werden. An allen Schritten sollten beide Therapeutinnen beteiligt sein, um Fehler und Verzerrungen zu vermeiden und auf dem gleichen Kenntnisstand zu sein.

Schritt 1: Festlegen von Auswahlkriterien
Zunächst muss man sich überlegen, welche Kriterien bei der Auswahl der Trainingsteilnehmer berücksichtigt werden müssen bzw. berücksichtigt werden können. Wichtig sind für uns folgende Faktoren:

- Art der Probleme: unsicher in sozialen Kontakten, allgemein ängstlich, leistungsbzw. schulängstlich, phobische Komponenten, depressiv-traurig, sozial ängstlich
- zum Ausschluss führen:
  - sehr starke Ausprägung der o.g. Probleme (kindertherapeutischer Einzelbezug oder stationäre Unterbringung erforderlich)
  - hohe Komorbidität (z.B. starke Aufmerksamkeits- und Aktivitätsstörung)
  - unveränderliche oder nur schwer zu verändernde Strukturmerkmale wie z.B. sehr problematische familiäre Situation, schulische Überforderung
- Alter: 7 bis 10 Jahre
- Geschlechterverhältnis: mindestens 2:4
- hohe Motivation und Engagement der Eltern
- geringe Behandlungsalternativen
- geringes Maß an bisherigen (fehlgeschlagenen) Maßnahmen

Schritt 2: Sichten der Unterlagen
Hinsichtlich der o.g. Kriterien sollten zunächst die bereits vorhandenen Arztbriefe bzw. relevante Unterlagen gesichtet werden. Durch das Sichten der Unterlagen wird auch klar, welche wichtigen Informationen noch *fehlen*; das erleichtert das gezielte Nachfragen. Optimal ist natürlich eine vorangehende gründliche kinderpsychiatrische Abklärung inklusive neurologischem, psychologischem und EEG-Befund.
Sollten keine Vorinformationen vorhanden sein, so empfehlen wir das Ausfüllen von zwei ausführlichen Anamnesebögen zur Erhebung der Eigen- und Familienanamnese sowie möglicher komorbider Störungen durch die Eltern (s.u.) und die Sichtung der Zeugnisse (enthalten wertvolle Hinweise auf Sozial- und Leistungsverhalten).
Nach Sichtung der Unterlagen können meist schon einige Bewerber ausgeschlossen werden, weil sie z.B. die Altersvorgaben oder andere der o.g. Kriterien offenkundig nicht erfüllen.

Schritt 3: Auswahl-Elterngespräch

Dieses Elterngespräch ist der wichtigste Schritt in der Auswahl der Teilnehmer und sollte entsprechend sorgfältig durchgeführt werden. Grundlegend ist eine gute Vorbereitung. Diese bezieht sich sowohl auf die Kenntnis der bereits vorhandenen Unterlagen als auch auf die äußere Struktur. Das Gespräch wird von einer der Therapeutinnen geführt, während die andere mitschreibt (und natürlich ergänzende Fragen stellen kann). Es dauert etwa eine halbe Stunde. Als Grundlage dient ein „Leitfaden“ (siehe unten). Neben der Erlangung der im Leitfaden angegeben Informationen sind zwei weitere wichtige Ziele, den Eltern den mit dem Training verbundenen Aufwand zu verdeutlichen und ihre Compliance abzuschätzen.

Zum Leitfaden: Zu Beginn des Gesprächs wird den Eltern erklärt, was sie in diesem Gespräch erwartet und wie lange es dauern wird. Nach den Fragen an die Eltern folgen detaillierte Informationen über das Training. Nachdrücklich nachzufragen ist, ob die Eltern gewährleisten können, dass alle Termine wahrgenommen und die Hausaufgaben zuverlässig erledigt werden können (Organisierbarkeit, Motivation).

Schritt 4: Testpsychologische Informationen

Für sozial unsichere Kinder haben wir zwei Fragebögen zusammengestellt[2] zur Einschätzung der Kinder durch die Eltern (SU-E) und durch die Lehrkraft (SU-L). Diese Fragebögen sind rein deskriptiv zu nutzen, da sie nicht testtheoretisch abgesichert sind und keine Normen haben (eingefügt am Ende dieses Kapitels).

Die Angaben der Eltern sollten durch Selbsteinschätzungen der Kinder ergänzt werden, soweit nicht schon geschehen. Diese Fragebögen können teilweise auch als Verlaufsmaße des Trainings benutzt werden, obwohl sicher zu fragen ist, wie veränderungssensitiv diese doch recht unspezifischen Verfahren sind. Zum Einsatz können kommen: DTK, DIKJ, AFS, Rotter-Satzergänzungstest, SPAIK, SVF-KJ und PHOKI (siehe auch Kapitel Forschungsstand). Zu berücksichtigen ist, dass diese Maße erst ab 8 bis 9 Jahren einsetzbar sind.

Schritt 5: Gesamtentscheidung

Die Entscheidungsfindung sollte anhand der o.g. Kriterien und der erworbenen Informationen verlaufen. Dabei ist es natürlich so, dass einige Kriterien objektivierbarer sind als andere. Hinzu kommt, dass eine gewisse Homogenität der Gruppe gewährleistet sein sollte. Dies bezieht sich v.a. auf die vorliegenden problematischen Verhaltensweisen. Unsicherheit und Ängstlichkeit sollten im Vordergrund stehen und nicht bloße Begleitsymptome sein bzw. sich in allgemeinen Problemen wie „er hat wenig Selbstbewusstsein“ äußern. Die Teilnahme wird brieflich bestätigt mit Aufführung aller Termine.

---

[2] *Die Items gehen auf Beschreibungen ängstlichen und sozial unsicheren Verhaltens in verschiedenen Studien zurück, insb. aber auf Petermann und Petermann (1996).*

4.2 Zusätzliche Informationsgewinnung

Leitfaden zum Auswahl-Elterngespräch

1. Überblick über das Gespräch:

a. Fragen der Therapeuten an die Eltern
b. Informationen über die Gruppe (Themen, Elternarbeit, Organisation)
c. Offene Fragen

2. Fragen an die Eltern:

a. Können Sie Ihr Kind kurz charakterisieren (positive Eigenschaften, Schwierigkeiten)?

b. Warum glauben Sie, dass diese Gruppe geeignet sein könnte für Ihr Kind?

c. Welche bisherigen Maßnahmen haben stattgefunden?

d. Welche Erwartungen und Wünsche haben Sie für sich bzw. für Ihr Kind an diese Trainingsgruppe?

e. Spezifische Fragen:

3. Informationen über die Gruppe:

a. Es können 6 Kinder im Alter von 7-10 Jahren teilnehmen. Die Gruppe findet in 10 Sitzungen einmal wöchentlich statt, begleitet von zwei Therapeutinnen. Es werden drei Elternabende stattfinden, außerdem gibt es die Möglichkeit zum Einzelgespräch für die Eltern. Beginn des Trainings: x.x.x.
b. Bei jedem Termin wird eine Stunde mit den Kindern gearbeitet, anschließend kommen die Eltern für eine halbe Stunde dazu. Der Ablauf sieht grundsätzlich wie folgt aus: Begrüßungsritual, Übungen zum konkreten Thema, kreative Phase zur Entspannung, Feedback, Hausaufgaben. Mit den Eltern werden dann die Hausaufgaben der Kinder bzw. der Eltern besprochen.
c. Themen sind u.a.: Kontaktaufnahme, Selbst- und Fremdwahrnehmung, Ausdruck und Erkennen von Gefühlen, Erkennen und Ändern von Gedanken, Umgang mit Gefühlen und Gedanken in konkreten Situationen, Erwerben sozialer Fertigkeiten
d. Organisierbarkeit: Die Teilnahme ist unbedingt verpflichtend. Bei Nichterscheinen bitte vorher telefonische Entschuldigung, außerdem wird erwartet, dass die Eltern die Materialien der entfallenen Stunde abholen. Ebenso verpflichtend sind die Elternabende, hier sollen beide Elternabende teilnehmen. Es wird erwartet, dass den Hausaufgaben gewissenhaft nachgekommen wird, den sie sind wichtiger Bestandteil des Trainings.
e. Es folgt eine schriftliche Zu- oder Absage.

Einschätzung der Therapeutinnen / Bemerkungen:

Anamnesebogen, Teil 1

Name des Kindes: ______________________

Geburtsdatum: ____________

Schulart: ☐ Grundschule ☐ Förderschule ☐ Hauptschule
☐ Realschule ☐ Gymnasium

Klassenstufe: ______

Familienanamnese

1. Gibt es psychiatrische Erkrankungen in den Familien väterlicher- oder mütterlicherseits (z.B. Depressionen, Angsterkrankungen, Schizophrenie, Alkoholismus etc.)?

☐ nein ☐ wenn ja, welche:
väterlicherseits: ______________________
mütterlicherseits: ______________________

2. Beruf des Vaters: ______________________

Beruf der Mutter: ______________________

3. Hat das Kind Geschwister?

☐ nein ☐ wenn ja, bitte angeben: Geschlecht (m/w), Alter, Schulart

1. ______________________
2. ______________________
3. ______________________

4. Gab es seit der Geburt des Kindes schwere Belastungen in der Familie (z.B. Trennungen, Todesfälle, Umzüge)?

☐ nein ☐ wenn ja, welche: ______________________
____

5. Derzeitige Wohnsituation des Kindes:

☐ lebt in einer Familie mit leiblichen Eltern
☐ lebt nach Scheidung/Trennung nur bei einem Elternteil (☐ Mutter, ☐ Vater)
Scheidung/Trennung wann: ________
Sorgerecht bei wem: ☐ Mutter ☐ Vater ☐ beiden
Besuchsregelung: ______________________
☐ lebt in einer Pflegefamilie seit: ________
besteht noch Kontakt zu den leiblichen Eltern: ☐ ja ☐ nein
☐ lebt in einer Adoptivfamilie seit: ________
Kind weiß von der Adoption: ☐ ja ☐ nein
besteht noch Kontakt zu den leiblichen Eltern: ☐ ja ☐ nein

Eigenanamnese

6. Gab es im Schwangerschaftsverlauf Komplikationen?

☐ nein ☐ wenn ja, welche: ______________________

7. Zur Geburt:

Alter der Mutter bei Entbindung: _____ Jahre

Geburtstermin: ☐ normal ☐ vor 38. SSW ☐ nach 42. SSW

Geburtsgewicht: ☐ normal ☐ unter 2500g ☐ über 4500g
Geburtsverlauf: ☐ ungestört ☐ verlängert ☐ Sturzgeburt
☐ Kaiserschnitt ☐ Nabelschnurumschlingung
☐ Zange oder Vakuum ☐ Sauerstoffmangel
☐ Sonstiges: ______________________________

8. Gab es in der Neugeborenenzeit Probleme (z.B. viel geschrieen)?
☐ nein ☐ wenn ja, welche: ______________________________

9. Entwicklungsdaten:
Grobmotorik: ☐ normal ☐ auffällig: ______________________________
Feinmotorik: ☐ normal ☐ auffällig: ______________________________
Sprache: ☐ normal ☐ auffällig: ______________________________
Sauberkeit: ☐ normal ☐ auffällig: ______________________________

10. Gab / gibt es Unfälle, schwerere Erkrankungen oder Allergien im Kindesalter:
☐ nein ☐ wenn ja, welche: ______________________________
____

11. Besonderheiten im Kindergarten:
☐ keine ☐ länger anhaltende Trennungsangst
☐ Aggressivität gegenüber anderen Kindern ☐ motorische Unruhe
☐ sonstiges: ______________________________

12. War die Einschulung normal?
☐ ja ☐ nein: ______________________________

13. Bisheriger Schulverlauf:
☐ Besuch der Grundschule ☐ Besuch einer Förderschule von ________ bis ________
Ab 10 Jahren: nach der Grundschule Wechsel auf ☐ Hauptschule
☐ Realschule
☐ Gymnasium
Klassenwiederholungen: ______________________________

14. Soziale Entwicklung:
☐ altersgemäß ☐ sozial eher ängstlich ☐ wenig Freunde ☐ aggressiv

15. Kreuzen Sie bitte an, wenn es eines oder mehrere der folgenden Probleme bei Ihrem Kind gibt:
☐ übermäßige Ängste (vor: ________________) ☐ wirkt oft traurig, weint
☐ zwanghaft (bei: ______________________) ☐ häufiges Lügen ☐ Stehlen

16. Ist Ihr Kind bereits einmal psychologisch getestet worden?
☐ nein ☐ wenn ja, wo u. mit welchem Ergebnis: ______________________________

17. Kreuzen Sie bitte an, wenn Ihr Kind bereits wie folgt behandelt / gefördert wird:
☐ Ergotherapie ☐ medikamentöse Behandlung mit: ______________________________

18. Täglicher Fernseh- / Video- / Computerkonsum des Kindes: ca. ____________ Minuten

Anamnesebogen, Teil 2

1. Hat Ihr Kind häufig Konzentrationsprobleme?
   - ☐ nein
   - ☐ wenn ja, wie machen sich diese bemerkbar (z.B. Hausaufgaben, Schule):

   ____

   ____

2. Ist Ihr Kind häufig ängstlich?
   - ☐ nein
   - ☐ wenn ja, wovor oder in welchen Situationen zeigt sich dies:

   ____

   ____

3. Ist Ihr Kind häufig niedergeschlagen und unglücklich, weint es oft?
   - ☐ nein
   - ☐ wenn ja, kennen/vermuten Sie die Gründe:

   ____

   ____

4. Kommt Ihr Kind sozial gut zurecht?
   - ☐ ja
   - ☐ wenn nein, welche Probleme gibt es genau (z.B. aggressiv, Außenseiter, unsicher, wenig Freunde, Diebstähle, Lügen o.ä.):

   ____

   ____

5. Zeigt Ihr Kind bisweilen Verhaltensweisen, die Ihnen „zwanghaft“ vorkommen (z.B. bestimmte Dinge müssen ihren genauen Platz haben, häufiges Händewaschen, Kontrolle von Schaltern o.ä.)?
   - ☐ nein
   - ☐ wenn ja, welche Verhaltensweisen finden Sie auffällig:

   ____

   ____

6. Haben Sie an Ihrem Kind Bewegungen oder Laute beobachtet, die wie ein „Tic“ wirken und die das Kind nicht zu kontrollieren vermag (z.B. „Zucken“ im Gesicht, Kopfbewegungen, Schnüffeln oder Räuspern u.ä.)?
   - ☐ nein
   - ☐ wenn ja, welche Bewegungen oder Laute treten auf:

   ____

   ____

7. Klagt Ihr Kind häufig über körperliche Beschwerden wie Kopfschmerzen, Bauchschmerzen, Übelkeit etc.?
   - ☐ nein
   - ☐ wenn ja, worüber genau klagt Ihr Kind:

   ____

   ____

8. Ist Ihr Kind nachts und tagsüber trocken und sauber?
   - ☐ ja
   - ☐ wenn nein, welche Probleme gibt es und in welcher Häufigkeit:

   ____

   ____

9. Wenn Ihr Kind Probleme im Rechtschreiben und Lesen oder in Mathematik hat: wie häufig und auf welche Art und Weise üben Sie mit Ihrem Kind in diesen speziellen Bereichen?
   - ☐ Mein Kind hat keine Probleme in diesen Bereichen.
   - ☐ Wir üben folgendermaßen:

   ____

   ____

Hier (und auf der Rückseite) können Sie sonstige Dinge notieren oder ergänzen, die Ihnen bzgl. Ihres Kindes oder Ihrer Familie als wichtig erscheinen:

SU-E: Fragebogen für die Eltern

SU-E **Name:** ____________ **Kind:** ____________ **Datum:** ________

Im Folgenden finden Sie Aussagen über mögliche Verhaltensweisen Ihres Kindes. Bitte lesen Sie jede Aussage sorgfältig durch und kreuzen Sie entsprechend an, was für Ihr Kind zutrifft („nie – selten – manchmal – häufig – ständig").

Unser Kind ...

1	... erzählt von sich aus wenig und ist eher still.	nie	selten	manchmal	häufig	ständig
2	... spricht leise und undeutlich.	nie	selten	manchmal	häufig	ständig
3	... gibt auf Fragen nur kurze Antworten oder antwortet verzögert.	nie	selten	manchmal	häufig	ständig
4	... stottert beim Sprechen.	nie	selten	manchmal	häufig	ständig
5	... weint oder hat Tränen in den Augen.	nie	selten	manchmal	häufig	ständig
6	... lächelt verlegen.	nie	selten	manchmal	häufig	ständig
7	... tut sich schwer, Blickkontakt mit anderen zu halten.	nie	selten	manchmal	häufig	ständig
8	... wirkt nervös.	nie	selten	manchmal	häufig	ständig
9	... zittert oder spielt mit seinen Händen.	nie	selten	manchmal	häufig	ständig
10	... kaut an den Fingernägeln.	nie	selten	manchmal	häufig	ständig
11	... hilft bereitwillig in der Familie mit.	nie	selten	manchmal	häufig	ständig
12	... reagiert auf Misserfolge wütend.	nie	selten	manchmal	häufig	ständig
13	... resigniert leicht.	nie	selten	manchmal	häufig	ständig
14	... hat wenig Kontakt mit anderen Kindern.	nie	selten	manchmal	häufig	ständig
15	... hat keinen festen Freund/ keine feste Freundin.	nie	selten	manchmal	häufig	ständig
16	... versteckt sich oder zieht sich zurück, wenn Besuch kommt.	nie	selten	manchmal	häufig	ständig

Unser Kind ...

SU-E

17	... will sich nicht mit anderen Kindern treffen.	nie	selten	manchmal	häufig	ständig
18	... kann sich anderen Kindern gegenüber nicht durchsetzen.	nie	selten	manchmal	häufig	ständig
19	... sagt zu allen Anforderungen „Nein!“	nie	selten	manchmal	häufig	ständig
20	... lässt sich von anderen Kindern leicht beeinflussen.	nie	selten	manchmal	häufig	ständig
21	... kann nur schlecht Kompromisse eingehen.	nie	selten	manchmal	häufig	ständig
22	... tut sich schwer, zu anderen Kontakt aufzunehmen.	nie	selten	manchmal	häufig	ständig
23	... spielt in der Schule den Klassenclown.	nie	selten	manchmal	häufig	ständig
24	... ist in seiner Klasse ein Außenseiter.	nie	selten	manchmal	häufig	ständig
25	... spielt allein.	nie	selten	manchmal	häufig	ständig
26	... schmust gerne mit Mutter und/oder Vater.	nie	selten	manchmal	häufig	ständig
27	... nimmt Dinge übermäßig ernst.	nie	selten	manchmal	häufig	ständig
28	... lebt bisweilen in einer Phantasiewelt.	nie	selten	manchmal	häufig	ständig
29	... will nicht allein zu Hause bleiben.	nie	selten	manchmal	häufig	ständig
30	... spricht übermäßig viel von sich selbst.	nie	selten	manchmal	häufig	ständig
31	... hat ein geringes Selbstbewusstsein.	nie	selten	manchmal	häufig	ständig
32	... fühlt sich leicht von anderen angegriffen.	nie	selten	manchmal	häufig	ständig
33	... kann sich ausdauernd beschäftigen.	nie	selten	manchmal	häufig	ständig
34	... hat oft keine eigene Meinung.	nie	selten	manchmal	häufig	ständig
35	... leidet unter Erbrechen, Bauchweh, Einnässen oder Erröten.	nie	selten	manchmal	häufig	ständig

SU-L: Fragebogen für die Lehrkraft

SU-L Name: ____________ Kind: ____________ Datum: __________

Hiermit erlauben wir, dass die Lehrkraft unseres Kindes diesen Bogen ausfüllt. Die Angaben sind vertraulich zu behandeln. Unterschrift eines Erziehungsberechtigten: ______________________

Liebe Lehrkraft, vielen Dank für Ihre Mitarbeit. Im Folgenden finden Sie Aussagen über mögliche Verhaltensweisen des o.g. Kindes. Bitte lesen Sie jede Aussage sorgfältig durch und kreuzen Sie entsprechend an, was für dieses Kind zutrifft („nie – selten – manchmal – häufig – ständig“).

Das Kind __________ ...

1	... spricht leise und undeutlich.	nie	selten	manchmal	häufig	ständig
2	.... zeigt eine schlechtere Leistung, als aufgrund der Begabung zu erwarten wäre.	nie	selten	manchmal	häufig	ständig
3	... gibt auf Fragen nur kurze Antworten oder antwortet verzögert.	nie	selten	manchmal	häufig	ständig
4	... tut sich schwer, Blickkontakt mit anderen zu halten.	nie	selten	manchmal	häufig	ständig
5	... spielt den Klassenclown.	nie	selten	manchmal	häufig	ständig
6	... ist in seiner Klasse ein Außenseiter.	nie	selten	manchmal	häufig	ständig
7	... hat in seiner Klasse wenig Freunde.	nie	selten	manchmal	häufig	ständig
8	... beteiligt sich von selbst am Unterricht.	nie	selten	manchmal	häufig	ständig
9	... reagiert schnell beleidigt oder wütend.	nie	selten	manchmal	häufig	ständig
10	... stellt unrealistisch hohe Anforderungen an sich selbst.	nie	selten	manchmal	häufig	ständig
11	... hat große Angst vor Misserfolgen.	nie	selten	manchmal	häufig	ständig
12	... wirkt still und verschlossen.	nie	selten	manchmal	häufig	ständig
13	... resigniert leicht.	nie	selten	manchmal	häufig	ständig

Das Kind ______________ ...

14	... wirkt unsicher.	nie	selten	manchmal	häufig	ständig
15	... kann sich anderen Kindern gegenüber nicht durchsetzen.	nie	selten	manchmal	häufig	ständig
16	... spricht übermäßig viel von sich selbst.	nie	selten	manchmal	häufig	ständig
17	... sagt zu allen Anforderungen „Nein!“	nie	selten	manchmal	häufig	ständig
18	... lässt sich von anderen Kindern leicht beeinflussen.	nie	selten	manchmal	häufig	ständig
19	... erscheint ängstlich und nervös vor Prüfungen.	nie	selten	manchmal	häufig	ständig
20	... wird von anderen Kindern geärgert oder gehänselt.	nie	selten	manchmal	häufig	ständig
21	... ist unaufmerksam, leicht abgelenkt oder verträumt.	nie	selten	manchmal	häufig	ständig

Kapitel 5
Manual

5.1 Wöchentliche Arbeit mit den Kindern und Eltern, Elternabende

Stunde 1: Kontaktaufnahme & Kennenlernen

Begrüßung

- Therapeutinnen begrüßen die Kinder und loben sie für ihre Bereitschaft zur Teilnahme
- Therapeutinnen stellen sich selbst und die Gruppenmitglieder kurz vor
- Jedes Kind und die Therapeutinnen bekommen ein Namensschildchen zum Anstecken
- Abklärung erster Regeln: Stundendauer 60 Minuten, Ablauf, Zuhören, Aufzeigen
- Besprechen der Gruppenmappen; diese werden zu jeder Stunde mitgebracht

Thema

Wie lerne ich andere Kinder kennen? Wie nehme ich Kontakt auf?

Übung

(1) Partnersuche: Jedes Kind zieht ein Los und sucht seinen Partner (gleiches Motiv).

(2) Malen: im Wechsel legt sich ein Partner auf ein entsprechend großes Papier. Mit Wachsmalkreide umrandet das Kind den Körper des anderen Kindes.

(3) Kennenlernen: Jedes Kind bekommt eine Teilnehmerurkunde. Die Therapeutinnen erarbeiten mit den Kindern kurz, was eine Teilnehmerurkunde eigentlich ist. Dann wird angekündigt und erläutert, ein „Interview" zu machen. Die Therapeutinnen zeigen kurz im Rollenspiel, wie das geht. Jedes Kind fragt seinen Partner nach Namen und Alter und trägt dies in die Urkunde ein. Die Therapeutinnen sollten hier ggf. Hilfestellungen geben (z.B. in ganzen Sätzen sprechen, laut genug reden, Blickkontakt aufnehmen, Rechtschreibhilfen).

(4) Partnerwechsel: Es werden erneut Lose gezogen. Die Kinder fragen sich gegenseitig nach Geschwistern und Augenfarbe. Wieder helfen die Therapeutinnen. [Bei der Frage nach der Augenfarbe kann noch einmal der Blickkontakt geübt werden.]

(5) Jeder stellt sich selbst mit den Angaben der Teilnehmerurkunde vor der Gruppe vor.

Kreative Phase

Die Kinder können 5 bis 10 Minuten frei spielen. Etwa 1 Minute vor Ablauf der Zeit werden sie freundlich, aber bestimmt darauf hingewiesen, dass es in 1 Minute weitergeht.

Feedback

Den Kindern wird der Plan „Was kann ich schon? / Was lerne ich noch?" erklärt. Er wird als fester Bestandteil aller zukünftigen Stunden vorgestellt. Die Therapeutinnen füllen den Bogen anhand der Beobachtungen der aktuellen Stunde gemeinsam mit den Kindern aus. Aussagen sollten dabei in „Ich"-Form und positiv formuliert werden. Beispiel: „Ich kann schon andere Kinder etwas fragen", „Ich werde meinem Gegenüber noch mehr in die Augen schauen". Der Feedbackbogen wird als oberstes Blatt in die Mappe eingeheftet.

Hausaufgaben

Den Kindern wird zunächst das Hausaufgaben-Übersichtsblatt erläutert, das hinter den Feedbackbogen eingeheftet wird.
Jedes Kind soll in die Teilnehmerurkunde ein Bild von sich selbst kleben und sein „besonderes Kennzeichen" eintragen. Die Urkunde wird in die Mappe eingeordnet.

Eltern

- Den Eltern wird kurz anhand eines Blattes erklärt, wie die inhaltliche und zeitliche Struktur des Elternteils in jeder Woche aussieht.
- Zusammenfassung der Kinderstunde:
  Dabei werden die Kinder mit einbezogen. Es wird auch noch einmal auf die Hausaufgaben der Kinder hingewiesen (anhand des Hausaufgaben-Übersichtsblattes, das ja auch für die Eltern gilt) sowie darauf, dass die ausgeteilten Mappen zu jeder Stunde mitzubringen sind.
- Austausch der Eltern über die Erfahrungen mit den Hausaufgaben des ersten Elternabends (negativer Kreislauf), angeleitet durch die Therapeutinnen.
- Hausaufgaben der Eltern:
  Die Eltern sollen in der kommenden Woche explizit auf positive Verhaltensweisen ihrer Kinder achten und diese notieren (s.u.). Dazu gehören auch Alltäglichkeiten, die man sonst gerne übersieht (Beispiele geben bzw. gemeinsam erarbeiten!).

Materialien für die Kinder

1. *Namensschildchen (wird auch in den nächsten Stunden noch gebraucht)*
2. *Kopiervorlage A: Plakat mit den Gruppenregeln*
3. *Gruppenmappe mit Namensschild, Kopiervorlage B*
4. *Lose: 6 Stück mit 3x2 gleichen Motiven (z.B. Sonne, Mond, Stern)*
5. *Tapetenbahnen oder Makulaturpapier*
6. *Wachsmalkreide*
7. *Kopiervorlage C: Teilnehmerurkunde*
8. *Kopiervorlage D: Plan „Was kann ich schon / was lerne ich noch"*
9. *Kopiervorlage E: Hausaufgaben-Übersichtsblatt*

Materialien für die Eltern

1. *Kopiervorlage F: „Struktur der wöchentlichen Elternarbeit"*
2. *Kopiervorlage G: „An meinem Kind ist mir heute positiv aufgefallen..."*

Hinweise zur Durchführung

Um den Kindern den Anfang zu erleichtern, ihnen Ängste zu nehmen und ihnen Erfolgserlebnisse zu verschaffen, ist diese neue Situation relativ stark strukturiert. Das „Thema" sollte (wie in den folgenden Stunden auch) auf kindgemäße Weise eingeführt und an kurzen Beispielen illustriert werden; in späteren Stunden soll auf bereits gelerntes zurückgegriffen werden (z.B. Stunde 8, Thema „Umgang mit Angst": wie sieht man nochmal aus, wenn man Angst hat, was geht da im Körper vor?).
Die erste Annäherung geschieht auf nonverbaler Ebene (Umrisse zeichnen), um mögliche verbale Schwierigkeiten zu umgehen. Die Therapeutinnen unterstützen die Kinder und ermuntern sie verbal und nonverbal, sich „zu trauen" und mitzumachen (auch durch Modellverhalten und Prompten). Alle Kinder sollten gleichermaßen einbezogen werden, ohne aber auf die einzelnen Druck auszuüben.

Die Mappe und die Teilnehmerurkunde sollen ein Zugehörigkeitsgefühl und auch Stolz vermitteln. Die Kinder erfahren, dass sie und dieses Training eine wichtige Sache sind. Die Mappe, in der die Materialien der Stunden aufbewahrt werden, ist auch Bindeglied zwischen Training und Alltag. Die Materialien darin sollen als Überblick und Unterstützung dienen. Die Kopiervorlagen in dieser und den folgenden Stunden sollten auf buntes Papier kopiert werden, um sie etwas ansprechender zu machen.
Es kann passieren (auch in den folgenden Stunden), dass für das Feedback nicht genug Zeit ist bzw. dass jüngere Kinder damit überfordert sind. In beiden Fällen sollten dann die Therapeutinnen den Feedbackbogen allein ausfüllen (z.B. während der „Kreativen Phase“).

Den Eltern wird eine genaue Struktur der 30 Minuten vorgegeben, um hier zielgerichtet arbeiten zu können. Den Eltern soll verdeutlicht werden, dass konkrete Inhalte vermittelt und besprochen werden, wobei sie ihre eigenen Erfahrungen einbringen können, dass hier aber aus Zeitgründen nicht der „Einzelfall“ im Mittelpunkt stehen kann. Eine solche „strenge“ Strukturierung tut Not, weil das Mitteilungsbedürfnis der Eltern häufig sehr groß ist; von Seiten der Therapeutinnen ist hier oft eine relativ direktive Haltung gefragt (sowohl sehr gesprächigen Eltern gegenüber als auch bei solchen, die sich nicht äußern).
Die Wichtigkeit der Hausaufgaben ist noch einmal nachdrücklich zu betonen – auch die Vorbildshaltung der Eltern in diesem Punkt. Es sollte explizit darauf hingewiesen werden, dass die Hausaufgaben <u>jeder</u> Familie zu Beginn jeder Elternstunde besprochen werden.
Vielen Eltern fällt es zunächst sehr schwer, positive Dinge zu sehen. Entweder sind sie tatsächlich der Meinung, an ihrem Kind sei nichts positives, oder aber sie warten auf „großartige“ Sachen, anstatt die kleinen positiven Verhaltensweisen zu registrieren. Hier müssen entsprechende Beispiele gegeben werden.

Unsere Gruppe

1. Wir haben eine Stunde Zeit zusammen.

2. Unsere Stunden sehen immer so aus:

Wir begrüßen uns. Dann kommt eine wichtige Übung. Danach dürfen wir 5 bis 10 Minuten spielen. Wir überlegen dann, was wir schon gut gemacht haben und was wir noch lernen können. Zum Schluss vereinbaren wir die Hausaufgaben. Dann kommen Papa oder Mama dazu.

3. Wenn jemand etwas sagen möchte, meldet er sich und wartet, bis er aufgerufen wird.

4. Wir bleiben auf unseren Plätzen und laufen nicht durch die Gegend.

5. Wir lachen andere Kinder nicht aus und verspotten sie nicht.

6. Wenn ein Kind redet, hören die anderen zu.

B: Kopiervorlage Namensschild

Diese Mappe gehört:

____

Diese Mappe gehört:

____

Teilnehmerurkunde

(Bild)

Name: ______________________________

Alter: ______________________________

Geschwister: ______________________________

Augenfarbe: ______________________________

Besondere Kennzeichen:

____

D: Kopiervorlage Feedback

Datum	Das habe ich schon gut gemacht: 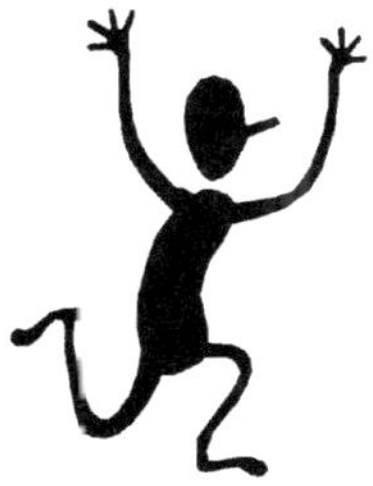	Das kann ich noch lernen: 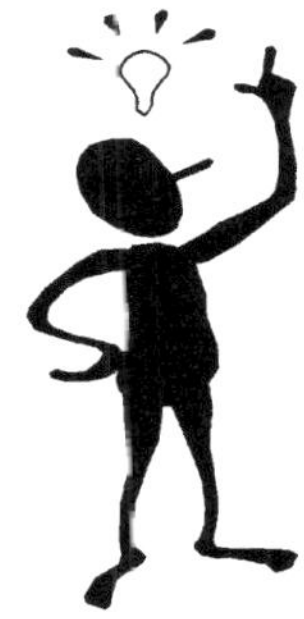

Übersicht über die Hausaufgaben für Kind und Eltern

	Kind	Eltern
1	Ich klebe ein Bild von mir selbst in die Teilnehmerurkunde und trage mein „besonderes Kennzeichen“ ein.	Explizit auf positive Verhaltensweisen des Kindes achten und diese notieren (Vater & Mutter)
2	(a) Ich bringe ein fröhliches und ein trauriges Bild von mir mit und (b) ich beobachte, wann ich glücklich und wann ich traurig war und male das.	Art und Weise der positiven Rückmeldungen an das Kind durch die Eltern sollen notiert werden (Vater & Mutter)
3	Ich beobachte, wann ich ängstlich und wann ich wütend war und male das.	Neue, bisher nicht angewandte Formen der positiven Verstärkung ausprobieren und schriftlich festhalten
4	Ich überlege schlechte Gedanken (in der Schule, bei Freunden, zu Hause) und erfinde gute Gedanken dazu.	Wie ist das Selbstbild unseres Kindes? (schlechte, gute Gedanken und Annahmen des Kindes über sich selbst)
5	Ich versuche, ganze viele gute Gedanken für die Schule zu finden.	Welche (gute und schlechte) Gedanken erzeuge ich bei meinem Kind durch mein eigenes Verhalten?
6	Mein neues Verhalten, das auf meinem „Gute-Gedanken“-Kärtchen steht, zeige ich jeden Tag. Abends erzähle ich Mama und Papa, wie es geklappt hat, und die schreiben das auf.	(a) Das Kind bei seiner Hausaufgabe unterstützen, es ermuntern, das Verhalten im Alltag zu zeigen, es dafür loben, (b) das Blatt zur Angstsituation ausfüllen, (c) Blatt zur Rückmeldung bzgl. des Trainings ausfüllen, (d) Weiterführung des Punkteplans
7	Ich male mich als „Superhelden“.	Auf dem Superheld-Bild notieren, was man an seinem Kind mag (Vater & Mutter)
8	Ich mache meinen Mut-mach-Plan und die Entspannungsübung.	(a) Unterstützung beim „Mut-mach-Plan“ des Kindes, (b) Entspannungsübung durchführen, (c) Weiterführung des Punkteplanes
9	Ich überlege, was ich in drei traurigen Situationen gefühlt, gedacht und gemacht habe.	Die Bildergeschichte soll zuhause noch einmal mit dem Kind durchgegangen und bei Gelegenheit auch eingesetzt werden

Geschafft! Herzlichen Glückwunsch!

F: Kopiervorlage „Struktur der wöchentlichen Elternarbeit“

Betr.: Wie sieht die wöchentliche Elternarbeit aus?

Liebe Eltern,

nach der Stunde mit den Kindern haben wir 30 Minuten Zeit. Dies ist nicht sehr viel, wie Sie im Verlauf des Trainings merken werden. Um diese Zeit so effektiv wie möglich zu nutzen, haben wir folgende Gliederung vorgegeben:

Teil	Inhalt	Zeit
1	Informationen über den Inhalt der Kinderstunde und die Hausaufgabe der Kinder	3-5 Min.
2	Austausch über Ihre Hausaufgabe der vergangenen Woche	10-15 Min.
3	Besprechen der neuen Hausaufgabe für die kommende Woche	3-5 Min.
4	Zeit zum Besprechen aufgetretener Probleme; Fragen	10-15 Min.

G: Kopiervorlage „Was mir heute an meinem Kind positiv aufgefallen ist...“

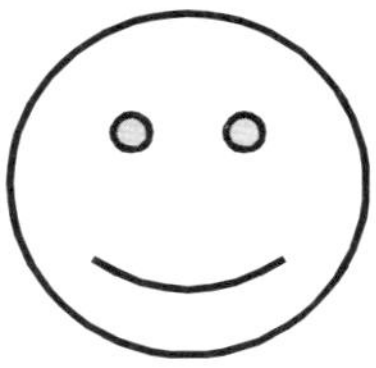

1: Was ist mir an meinem Kind positiv aufgefallen?

	Vater	Mutter
Montag		
Dienstag		
Mittwoch		
Donnerstag		
Freitag		
Samstag		
Sonntag		

Stunde 2: Gefühle kennenlernen & wahrnehmen (I)

Begrüßung

- Nach der Begrüßung werden die Namensschildchen erneuert und die Namen noch einmal gelernt: eine Therapeutin fängt an und sagt „Ich bin Fr. XY und du bist Tanja", Tanja macht dann weiter etc.
- Die Kinder zeigen ihre Hausaufgaben: ihr Bild und ihr „besonderes Kennzeichen"
- Die Feedbackzettel werden gelesen und die Kinder motiviert, in dieser Stunde besonders darauf zu achten, was sie noch lernen können.

Thema

Wir lernen die Gefühle „**glücklich/ fröhlich/ sich freuen**" und „**traurig/ unglücklich**" kennen.

Übung

1. Die Therapeutinnen machen als Modelle den glücklichen/fröhlichen Gesichtsausdruck vor (dabei bitte Situationen wählen, die die Kinder zwar verstehen, die aber nicht ihrer eigenen Erlebenswelt entnommen sind). Gemeinsam soll herausgestellt werden, welche Gesichtszüge typisch für diese Emotion sind (lächelnder Mund, Augenbrauen waagerecht, strahlende Augen). Jedes Kind bekommt einen kleinen Körperumriss und soll ein glückliches/ fröhliches Gesicht hineinmalen. Jedes Kind soll sich dann eine konkrete Situation überlegen und in der Runde erzählen, die es selbst erlebt hat und die zu diesem Gesichtsausdruck passt. Jedes Kind bekommt danach eine Karte mit dem Glücklich-Männchen.
2. Das gleiche wird nun gemacht für die Emotionen „traurig/ unglücklich". Typische Gesichtszüge sind hier die herabhängenden Mundwinkel und die aufwärts gestellten Augenbrauen.
3. Den Kindern werden Bilder aus Zeitschriften vorgelegt. Sie sollen die passende Männchen-Karte dazu zeigen („glücklich oder traurig?"). Schrittweise sollen sie dann verbalisieren, warum diese Person glücklich oder aber traurig aussieht.

Kreative Phase

Die Kinder können 5 bis 10 Minuten frei spielen. Etwa 1 Minute vor Ablauf der Zeit werden sie freundlich, aber bestimmt darauf hingewiesen, dass es in 1 Minute weitergeht.

Feedback

Auf dem Blatt „Was kann ich schon? / Was lerne ich noch?" helfen die Therapeutinnen den Kindern anhand der Beobachtungen der aktuellen Stunde beim Ausfüllen. Aussagen sollten dabei in „Ich"-Form und positiv formuliert werden.

Hausaufgaben

Jedes Kind soll zwei Photographien von sich mitbringen, eine fröhliche und eine traurige. Weiterhin sollen die Kinder in dieser Woche beobachten, wann es glücklich und wann es traurig war und jeweils eine Situation malen.

Eltern

- Zusammenfassung der Kinderstunde:
  Dabei werden die Kinder mit einbezogen. Es wird auch noch einmal auf die Hausaufgaben der Kinder hingewiesen.
- Austausch der Eltern über die Erfahrungen mit den Hausaufgaben der letzten Stunde („was ist mir positiv aufgefallen"), angeleitet durch die Therapeutinnen.
- Hausaufgaben der Eltern:
  Die Arten der positiven Rückmeldungen durch die Eltern sollen notiert werden. Dabei ist an Beispielen zu erklären, welche Arten der positiven Rückmeldungen es gibt (z.B. verbales Lob, nonverbale Anerkennung, materielle oder soziale Belohnungen). Zu betonen ist, dass nicht das Endergebnis, sondern die *Anstrengungen* des Kindes zu loben sind.

Materialien für die Kinder

1. *Namensschildchen*
2. *Kopiervorlage A: Körperumriss (2 pro Kind)*
3. *Kopiervorlage B: „Glücklich"-Männchen; es hat sich bewährt, diese Bildchen auf Karton aufzukleben.*
4. *Kopiervorlage B: „Traurig"-Männchen*
5. *Bilder aus Zeitschriften mit glücklichen und traurigen Gesichtern*
6. *Kopiervorlage C: „Als ich diese Woche .... war" (2 pro Kind)*

Materialien für die Eltern

1. *Kopiervorlage D: „Wie habe ich mein Kind gelobt?"*

Hinweise zur Durchführung

Unterschiedliche Gefühle sollen erkannt und voneinander unterschieden werden. Zur Unterscheidung dienen vor allem Mimik und Gestik (nonverbale Signale). Der Zugang zum Thema erfolgt zunächst über nonverbale Elemente. Verbalisationen erfolgen schrittweise, immer eingeleitet durch das Modellverhalten der Therapeutinnen bzw. begleitet durch Prompting. Die Vertiefung und Generalisierung soll durch die Hausaufgaben erfolgen.

Die Eltern sollen schrittweise lernen, warum positive Verstärkungen wichtig sind und wie sie damit Verhalten beeinflussen. Es ist wichtig, durch Lob die „Ressourcen" des Kindes zu aktivieren und so zu einem besseren Selbstwertgefühl beizutragen. Diese Hausaufgabe fällt vielen Eltern erstaunlich schwer – hier sollten auch kleine Fortschritte gelobt werden.

Hilfreiches Spielmaterial für Stunde 2 und 3 ist: „Gefühle-Quartett" von Enders und Wolters (bei www.donnavita.de).

A: Kopiervorlage „Körperumriss“

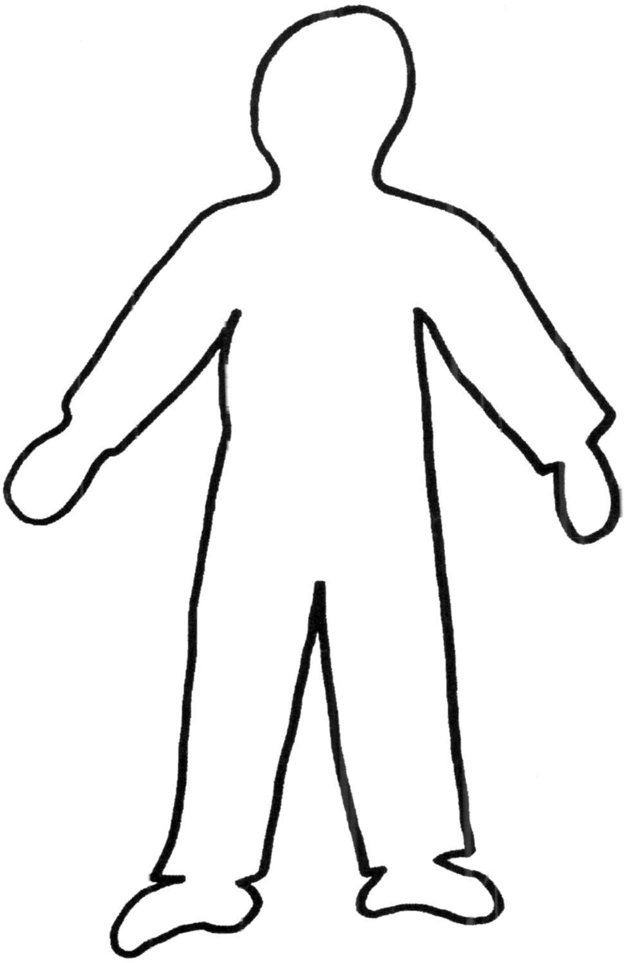

B: Kopiervorlage „glückliches“ und „trauriges“ Männchen
(Quelle: Krowatschek, D. *([4]2002). Überaktive Kinder im Unterricht.* Dortmund: borgmann publishing)

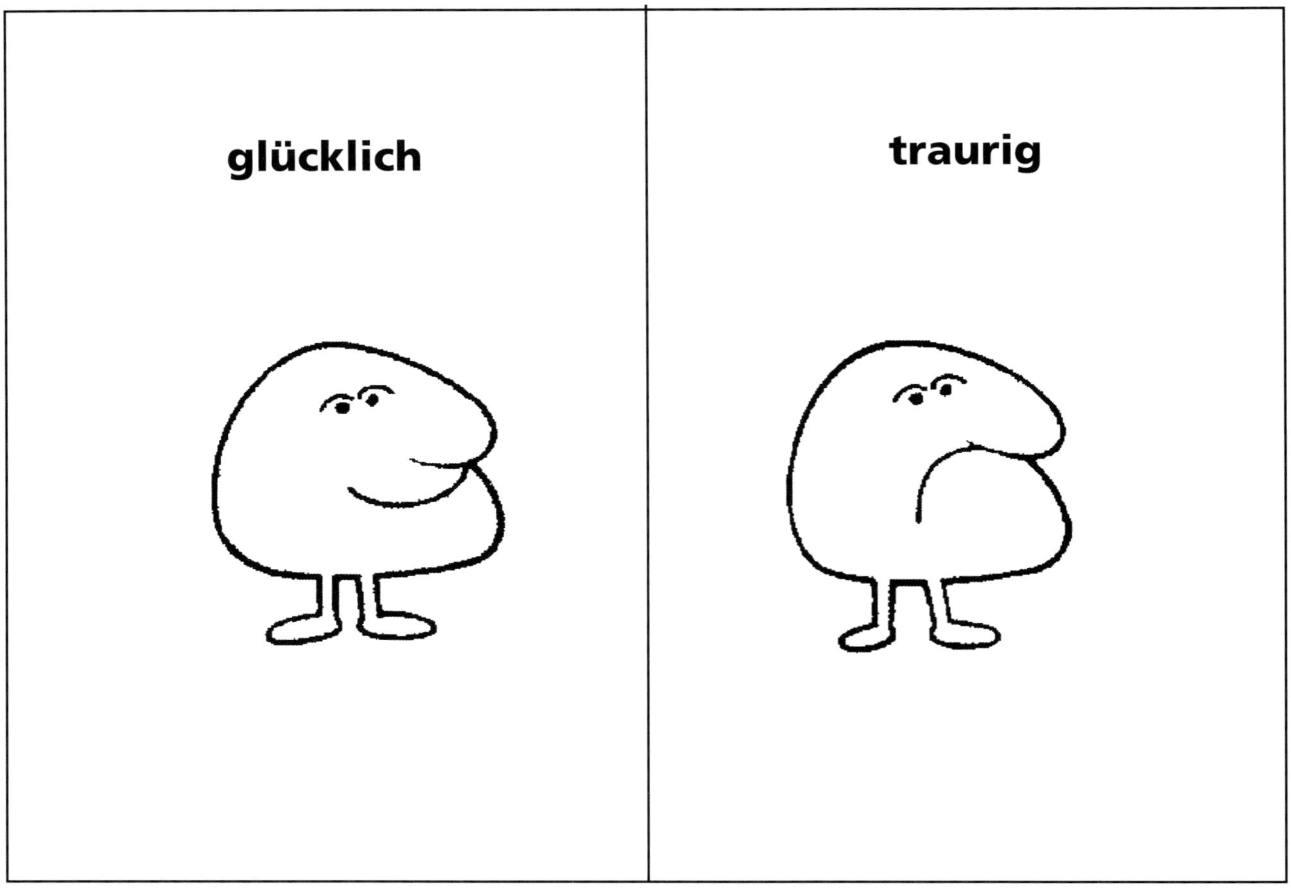

C: Kopiervorlage „Als ich diese Woche .... war“

Als ich diese Woche .... war:

D: Kopiervorlage „Wie habe ich mein Kind gelobt?“

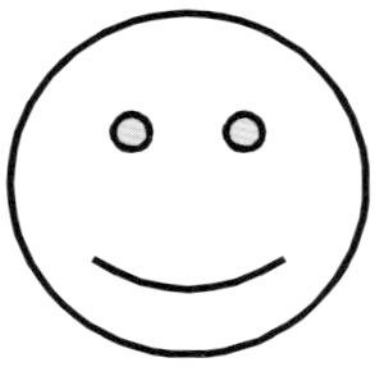

2: Wie habe ich mein Kind gelobt?

	Vater	Mutter
Montag		
Dienstag		
Mittwoch		
Donnerstag		
Freitag		
Samstag		
Sonntag		

Stunde 3: Gefühle kennenlernen & wahrnehmen (II)

Begrüßung

- Nach der Begrüßung werden die Namensschildchen erneuert
- Die Feedbackzettel werden gelesen und die Kinder motiviert, in dieser Stunde besonders darauf zu achten, was sie noch lernen können.
- Die Kinder zeigen ihre Hausaufgaben: sie erklären anhand der mitgebrachten Photographien, wie man „glücklich“ und „traurig“ unterscheidet und erzählen über ihre mitgebrachten selbstgemalten Bilder (Wiederholung der letzten Stunde)

Thema

Wir lernen die Gefühle **„wütend“** und **„ängstlich“** kennen.

Übung

1. Die Therapeutinnen machen „wütend“ als Modelle vor (dabei bitte Situationen wählen, die die Kinder zwar verstehen, die aber nicht ihrer eigenen Erlebenswelt entnommen sind). Jedes Kind bekommt einen kleinen Körperumriss und soll ein wütendes Gesicht hineinmalen. Jedes Kind soll sich dann eine konkrete Situation überlegen und in der Runde berichten, die es selbst erlebt hat und die zu diesem Gesichtsausdruck passt. Anhand der Zeichnungen soll herausgestellt werden, welche Gesichtszüge typisch für diese Emotion sind (Mundwinkel nach unten, Augenbrauen zusammengezogen). Jedes Kind bekommt danach eine Karte mit dem Wütend-Männchen.
2. Das gleiche wird nun gemacht für die Emotion „ängstlich“. Typische Gesichtszüge sind hier der geöffnete Mund, die aufwärts gestellten Augenbrauen, das Weinen sowie physiologische Veränderungen, die auch anhand von Redensarten erarbeitet werden können (Herzschlag, Bauchweh, Schwitzen, Zittern, „weiche Knie“, „kalte Füße“, „Haare zu Berge“). Diese körperlichen Veränderungen sollen von den Kindern auch im Bild dargestellt werden.
3. Den Kindern werden Bilder aus Zeitschriften vorgelegt. Sie sollen die passende Männchen-Karte dazu zeigen („wütend oder ängstlich?“). Schrittweise sollen sie dann verbalisieren, warum diese Person wütend oder aber ängstlich aussieht.

Kreative Phase

Die Kinder können 5 bis 10 Minuten frei spielen. Etwa 1 Minute vor Ablauf der Zeit werden sie freundlich, aber bestimmt darauf hingewiesen, dass es in 1 Minute weitergeht.

Feedback

Auf dem Blatt „Was kann ich schon? / Was lerne ich noch?“ helfen die Therapeutinnen den Kindern anhand der Beobachtungen der aktuellen Stunde beim Ausfüllen. Aussagen sollten dabei in „Ich“-Form und positiv formuliert werden.

Hausaufgaben

Die Kinder sollen in dieser Woche beobachten, wann sie ängstlich und wann sie wütend waren und jeweils eine Situation malen.

Eltern

- Zusammenfassung der Kinderstunde:
  Dabei werden die Kinder mit einbezogen. Es wird auch noch einmal auf die Hausaufgaben der Kinder hingewiesen.
- Austausch der Eltern über die Erfahrungen mit den Hausaufgaben der letzten Stunde („wie habe ich mein Kind gelobt"), angeleitet durch die Therapeutinnen.
- Hausaufgaben der Eltern:
  Aufgrund von Punkt 2 sollten neue, bisher nicht angewandte Formen der positiven Verstärkung ausprobiert und wieder schriftlich festgehalten werden. Insbesondere soll „mutiges" (also nicht-ängstliches) Verhalten gelobt werden.

Materialien für die Kinder

1. *Namensschildchen*
2. *Kopiervorlage: Körperumriss (s. Stunde 2, A)*
3. *Kopiervorlage A: „Wütend"-Männchen*
4. *Kopiervorlage A: „Ängstlich"-Männchen*
5. *Bilder aus Zeitschriften mit ängstlichen und wütenden Gesichtern*
6. *Kopiervorlage: „Als ich diese Woche .... war" (s. Stunde 2, D)*

Materialien für die Eltern

1. *Kopiervorlage: „Wie habe ich mein Kind gelobt?" (s. Stunde 2, E)*

Hinweise zur Durchführung

Siehe Stunde 2.
Eltern: Siehe Stunde 2. Weiter sollen die Eltern den Mut finden, neue Formen des Lobens auszuprobieren.

A: Kopiervorlage „glückliches“ und „trauriges“ Männchen
(Quelle: nach Krowatschek, D. *(^{4}2002). Überaktive Kinder im Unterricht*. Dortmund: borgmann publishing)

wütend

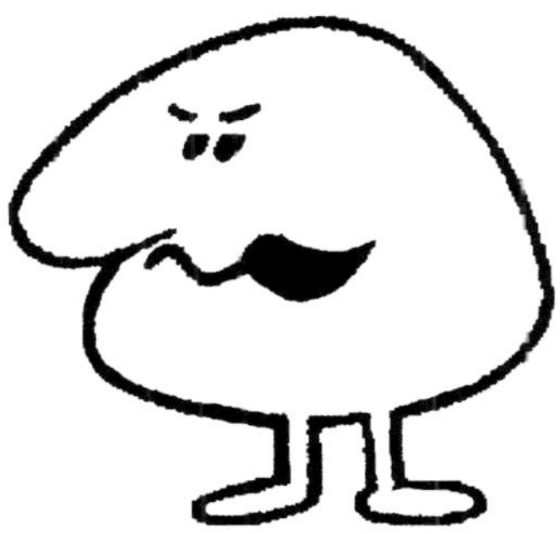

ängstlich

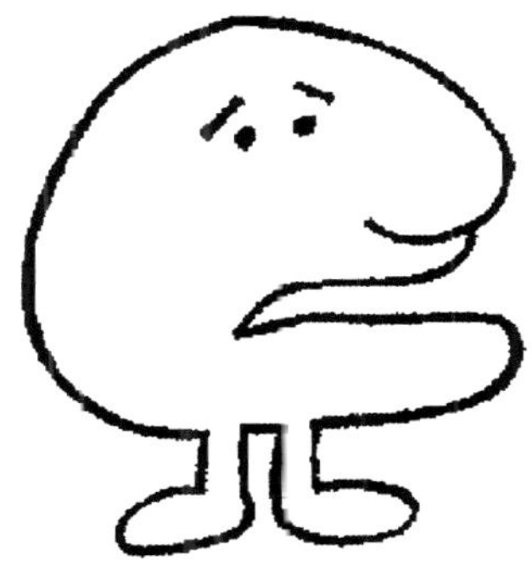

Stunde 4: Gefühle & Gedanken

Begrüßung

- Nach der Begrüßung werden die Namensschildchen erneuert
- Die Feedbackzettel werden gelesen und die Kinder motiviert, in dieser Stunde besonders darauf zu achten, was sie noch lernen können.
- Die Kinder zeigen ihre Hausaufgaben: sie erzählen über ihre mitgebrachten Bilder (Wiederholung der letzten Stunde)

Thema

Welche Gefühle haben wir in manchen Situationen und was denken wir dann? Welche Arten von Gedanken können uns helfen, und welche Arten von Gedanken sind wenig hilfreich?

Übung

1. Rollenspiel, vorgespielt von den Therapeutinnen. Den Kinder wird kurz erläutert, was ein Rollenspiel ist.

1.1 **Inhalt:**
Ein Kind („Anna") lässt in der Schule auf seinem Tisch seinen Stift liegen (die Lehrerin ist noch nicht im Klassenzimmer). Während es kurz aufsteht, um seinen Abfall wegzuwerfen, beobachtet es auf seinem Rückweg, wie der Banknachbar („Peter") diesen Stift in sein Mäppchen legt, das Kind dabei frech anlacht und sagt: „Das ist mein neuer Stift!" Das Mädchen schaut betroffen und ängstlich, sagt aber zunächst nichts. [Beim Spielen tragen die Therapeutinnen die Namensschilder „Anna" und „Peter". Sie benutzen reale Gegenstände.]

1.2 **Fragen an die Kinder:**
Wie fühlt sich das Mädchen? Dazu werden die Gefühls-Männchen der letzten Stunden verwendet. Die Kinder zeigen die von ihnen ausgewählte Gefühlskarte und sagen „Das Kind fühlt sich ...., weil ....".
Was denkt das Mädchen? Den Kindern werden vorbereitete Gedankenkarte gegeben (6 Karten je Kind), von denen sie sich eine aussuchen sollen, die sie für passend halten. Diese Karten werden auf ein Plakat als „schlechte Gedanken" geklebt. Das Symbol für schlechte Gedanken ist eine Wolke.

1.3 **Gemeinsam Lösung erarbeiten:**
Welche „guten Gedanken" könnte das Mädchen haben? Gemeinsam mit den Kindern werden positive Gedanken erarbeitet, die ebenfalls auf Zetteln notiert und über die negativen Gedanken geklebt werden. Das Symbol für gute Gedanken ist eine Sonne. Das Konzept der „guten Gedanken" muss den Kindern anhand von Beispielen erläutert werden.
Vorgeschlagene Reaktionen werden gespielt (falls die Kinder sich trauen von ihnen selbst, dabei sollten sie in ihre jeweilige Rolle von den Therapeutinnen eingeführt werden) und ausgewertet (Gefühle und Gedanken der beteiligten Personen, mögliche Folgen). Gemeinsam wird herausgefunden, welches die beste Lösung ist. Betont werden sollte, dass Gedanken Verhalten beeinflussen (z.B. (a) „ich traue mich" – Kind bittet um Rückgabe, (b) „es hat ja sowieso keinen Zweck" – Kind sagt nichts), das Verhalten wiederum Einfluss auf Gefühle und Gedanken hat (z.B. (a) Kind ist mit sich zufrieden, (b) Kind resigniert, bestätigt negatives Selbstbild).

2. Gemeinsam mit den Kindern wird der **Reim** zu guten und schlechten Gedanken gelesen.

Kreative Phase

Die Kinder können 5 bis 10 Minuten frei spielen. Etwa 1 Minute vor Ablauf der Zeit werden sie freundlich, aber bestimmt darauf hingewiesen, dass es in 1 Minute weitergeht.

Feedback

Auf dem Blatt „Was kann ich schon? / Was lerne ich noch?“ helfen die Therapeutinnen den Kindern anhand der Beobachtungen der aktuellen Stunde beim Ausfüllen. Aussagen sollten dabei in „Ich“-Form und positiv formuliert werden.

Hausaufgaben

In drei Situationen (Schule, bei Freunden, sonstige) sollen drei schlechte Gedanken erkannt und diesen drei gute Gedanken gegenübergestellt werden.

Eltern

- Zusammenfassung der Kinderstunde:
  Dabei werden die Kinder mit einbezogen. Es wird auch noch einmal auf die Hausaufgaben der Kinder hingewiesen.
- Austausch der Eltern über die Erfahrungen mit den Hausaufgaben der letzten Stunde („wofür und wie habe ich mein Kind gelobt“), angeleitet durch die Therapeutinnen.
- Hausaufgaben der Eltern:
  Beide Eltern sollen aufschreiben, wie ihrer Meinung nach das Selbstbild ihres Kindes aussieht. Dies sollen schlechte und gute Gedanken und Annahmen des Kindes über sich selbst sein.

Materialien für die Kinderstunde

1. *Materialien für das Rollenspiel: Namensschilder „Anna“ und „Peter“, Stift und Mäppchen, Tisch, Abfalleimer.*
2. *Kopiervorlage A: Gedankenkarten „schlechte Gedanken“*
3. *Kopiervorlage B: Gedankenkarten „gute Gedanken“ (manche Kinder bevorzugen Linien zum Schreiben)*
4. *Plakat A2, Kopiervorlage C*
5. *Kopiervorlage D: Reim*
6. *Kopiervorlage E: Gute und schlechte Gedanken gegenübergestellt in drei Situationen*

Materialien für die Elternstunde

1. *Kopiervorlage F: Selbstbild des Kindes*

Hinweise zur Durchführung

Die Karten mit den „schlechten“ Gedanken sollen folgende negative Emotionen widerspiegeln: Wut, Hilflosigkeit, Ergebenheit in das eigene Schicksal (negative, internale, stabile Attribution), Einsamkeit, Resignation, Trauer, Flucht aus der Situation. Von den Kindern genannte positive Gedanken waren z.B. „Ich traue mich einfach“, „Ich schaff' das schon“, „Ich bitte jemanden um Hilfe“. Der Reim dient als spielerische Zusammenfassung und als Selbstinstruktion.

Ebenso wie den Kindern soll den Eltern vermittelt werden, welchen Einfluss Gedanken auf das Verhalten haben. Um das Verhalten des eigenen Kindes zu verstehen, ist es oft wichtig, die dahinter stehenden Annahmen zu erfassen (z.B. Leistungsverweigerung – „Egal, wie viel ich lerne, bei mir klappt sowieso nie was!"). Zum Selbstbild gehören positive Meinungen des Kindes über sich selbst (Ressourcen) und negative. Hier ist wieder der negative Kreislauf heranzuziehen, nach dem irrationale Gedanken das negative Selbstwertgefühl eines Menschen weiter festigen und Verhaltensänderungen deshalb nur schwer zu erzielen sind. Das heißt, das problematische Verhalten bleibt bestehen, führt zu weiteren negativen Rückmeldungen durch die Umgebung und verstärkt somit das negative Selbstbild des Menschen. Ein wichtiger Ansatzpunkt für die Eltern ist deshalb, negative Gedanken des Kindes zu erfassen und dem Kind zu helfen, sie in positive umzuwandeln.

A: Kopiervorlage „schlechte Gedanken“-Karten, Teil 1

Ich
hasse
ihn !

Ich will
nach Hause !

Ich werde meinen
Stift nie
wiederbekommen !

Am liebsten
würde ich
weinen.

A: Kopiervorlage „schlechte Gedanken"-Karten, Teil 2

Immer
ich !

Ich bin
ganz allein.

Das zahle
ich ihm
heim !

Was soll
ich jetzt
bloß tun ?

B: Kopiervorlage „gute Gedanken“-Kärtchen

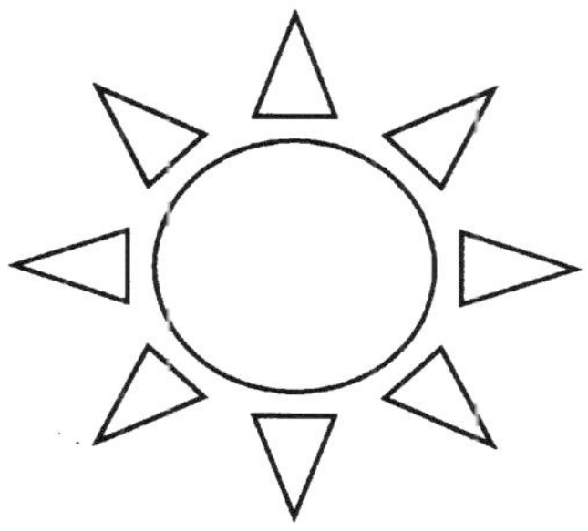

Guter Gedanke:

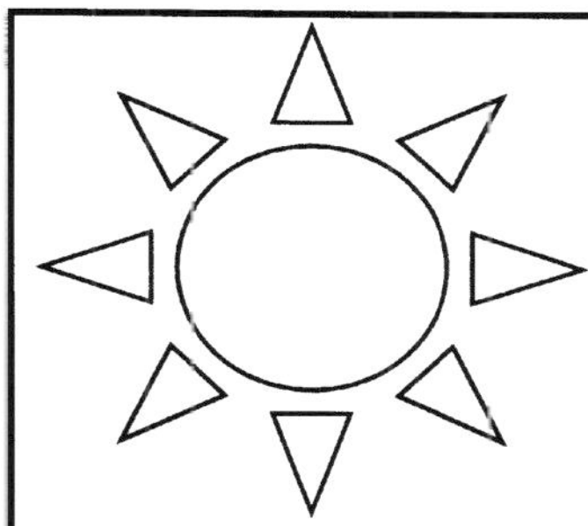

Guter Gedanke :

C: Kopiervorlage des Plakates

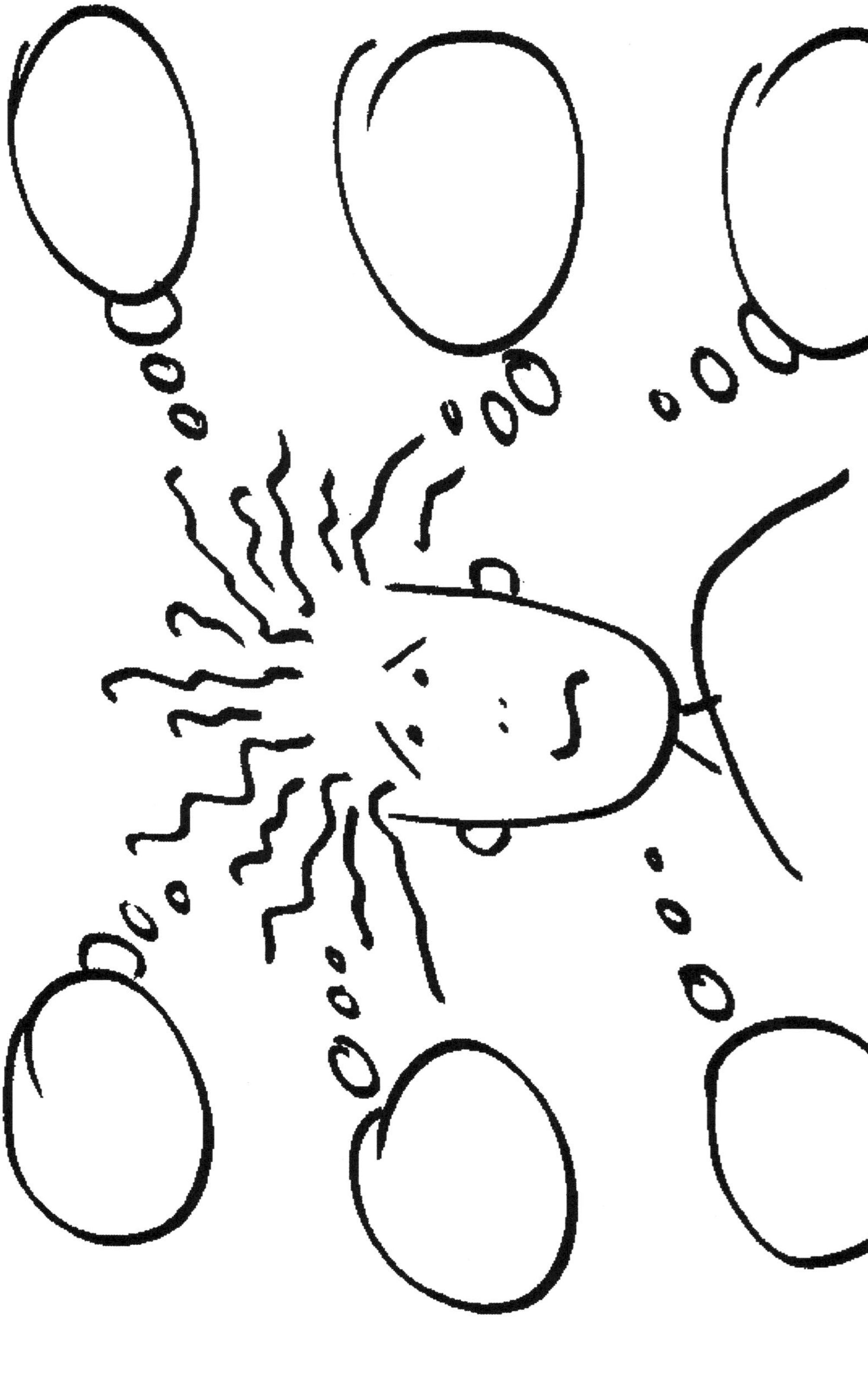

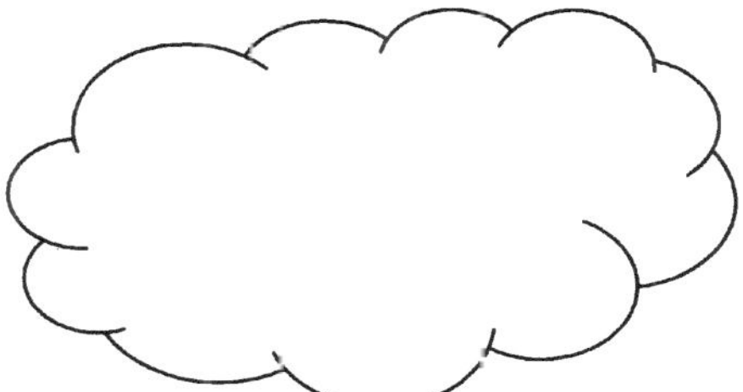

Eins, zwei, drei,
schlechte Gedanken geht vorbei !

Ich bin gut
mit meinem ganzen Mut !

Vier, fünf, sechs, sieben und acht,
ich hab´ mir gute Gedanken ausge-
dacht !

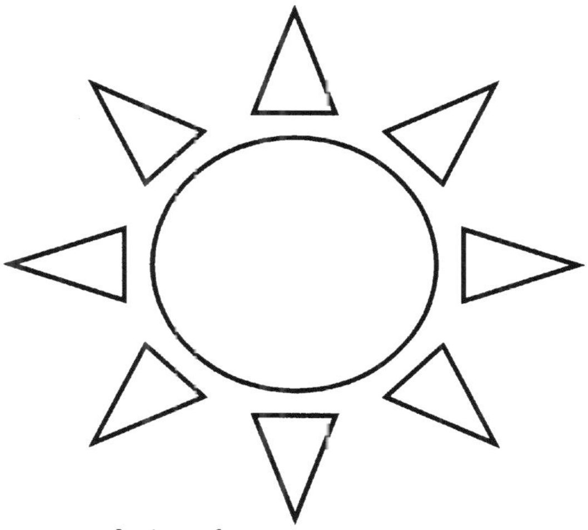

Neun und zehn,
das werden wir schon seh'n !

E: Kopiervorlage „Gute und schlechte Gedanken gegenübergestellt“

Schlechte Gedanken – Gute Gedanken

Wo ?	schlechte Gedanken	gute Gedanken
in der Schule	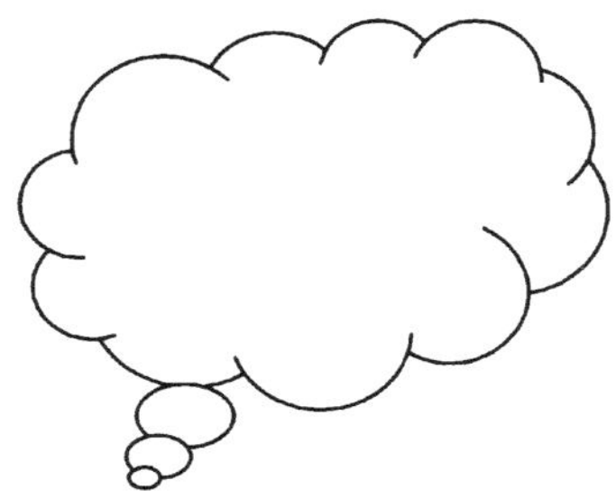	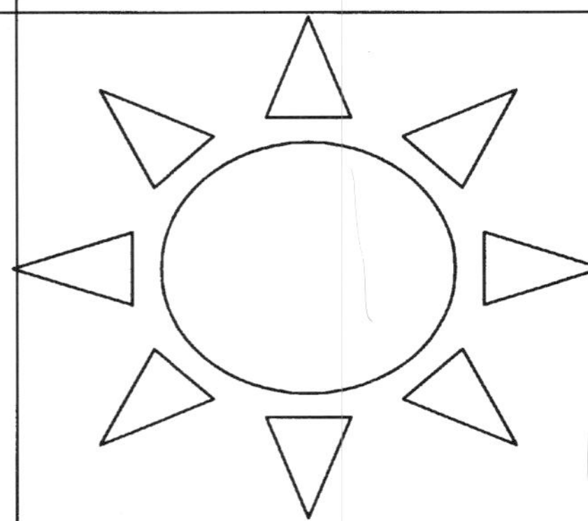
bei Freunden	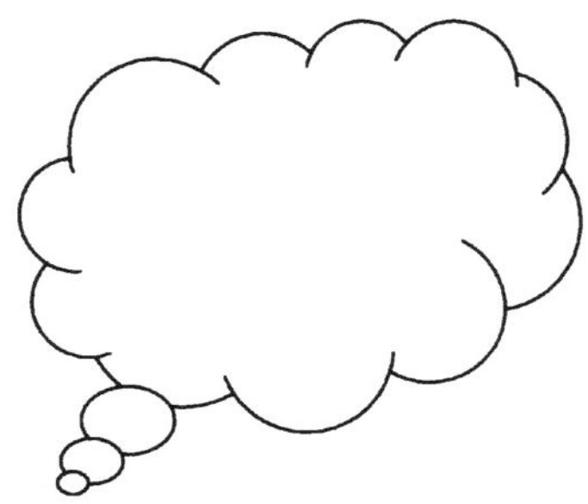	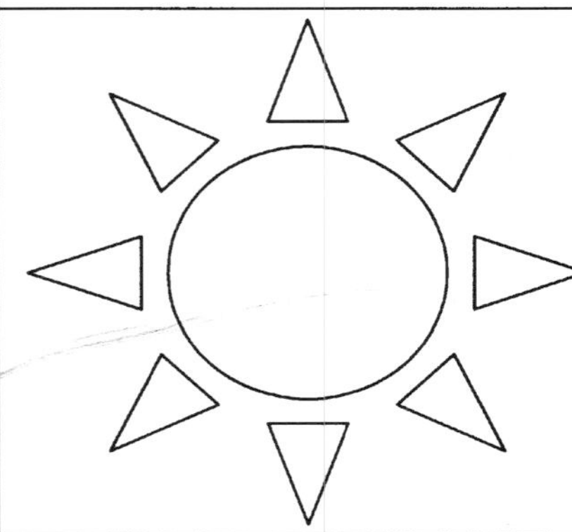
	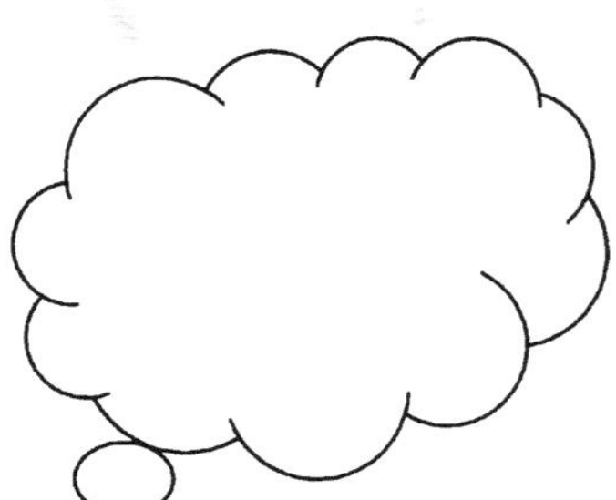	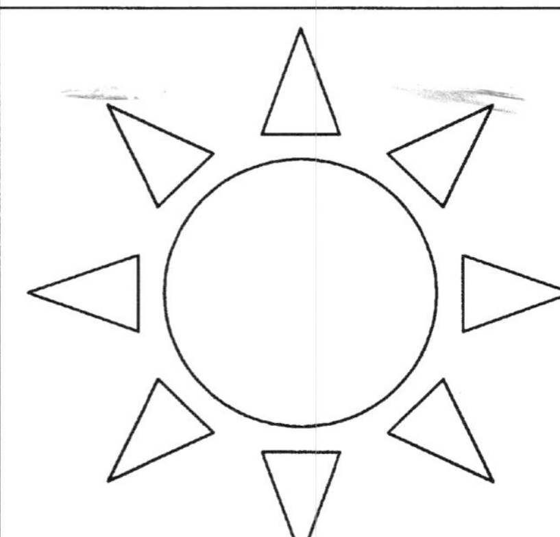

F: Kopiervorlage „Selbstbild des Kindes“

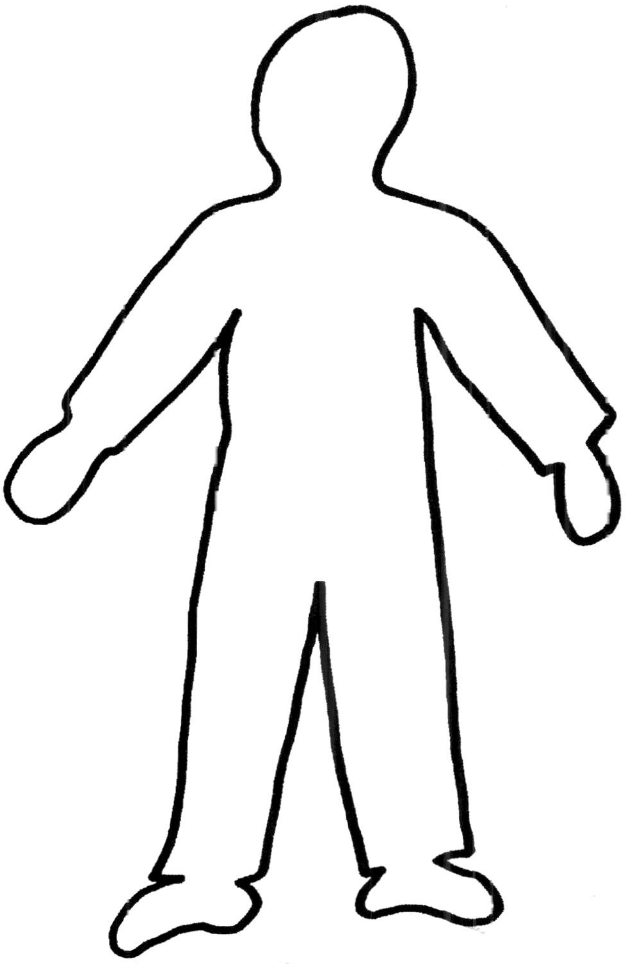

Stunde 5: Gefühle, Gedanken und ihre Folgen

Begrüßung

- Die Feedbackzettel werden gelesen und die Kinder motiviert, in dieser Stunde besonders darauf zu achten, was sie noch lernen können.
- Besprechung der Hausaufgaben: jedes Kind berichtet über eine der drei Situationen mit negativen und positiven Gedanken.

Thema

Welche Gefühle und Gedanken zeigen sich bei Angst und Misserfolg? Welche guten Gedanken können uns helfen, damit umzugehen?

Übung

1. Rollenspiel, vorgespielt von den Therapeutinnen.

1.1 **Inhalt:**
Szene 1: Zuhause. Mutter und Kind lernen zusammen. Die Mutter hört das Kind ab (z.B. Hauptstädte von europäischen Ländern), das Kind kann es, die Mutter lobt das Kind für sein gutes Lernen. Das Kind ist glücklich und zuversichtlich für die bevorstehende Klassenarbeit.
Szene 2: In der Schule. Die Lehrerin gibt die Arbeit an das Kind mit folgendem Kommentar zurück: „Eine 5. Du hast dich wohl mal wieder nicht ordentlich vorbereitet!" Das Kind ist offenbar sehr geknickt, sagt aber nichts.
[Beim Spielen tragen die Therapeutinnen die Namensschilder „Mutter" bzw. „Lehrerin" und „Peter". Sie benutzen reale Gegenstände.]

1.2 **Fragen an die Kinder:**
Zusammen wird erarbeitet, wie der Junge sich fühlt. Welche schlechten Gedanken hat der Junge? Jedes Kind notiert auf einem Zettel (s.u., A, neben der Wolke), was der Junge in dieser Situation wohl denkt.

1.3 **Gemeinsam Lösung erarbeiten:**
Die Vorschläge der Kinder werden zunächst gewürdigt. Zu den schlechten Gedanken sollen positive Gegenvorschläge erarbeitet und daneben notiert werden, dazu wird eine Sonne gemalt. Die schlechten Gedanken werden durchgestrichen.
Betont werden sollte wieder, dass Gedanken das Verhalten beeinflussen (z.B. (a) „das nächste Mal wird es wieder klappen" – Kind wird wieder lernen, (b) „Ich bin ein Versager" – Kind wird sich nicht mehr anstrengen), das Verhalten wiederum Einfluss auf Gefühle und Gedanken hat (z.B. (a) Kind ist zuversichtlich, (b) Kind resigniert, bestätigt negatives Selbstbild).

2. Gemeinsam mit den Kindern wird der **Reim** zu guten und schlechten Gedanken gelesen.

Kreative Phase

Die Kinder können 5 bis 10 Minuten frei spielen. Etwa 1 Minute vor Ablauf der Zeit werden sie freundlich, aber bestimmt darauf hingewiesen, dass es in 1 Minute weitergeht.

Feedback

Auf dem Blatt „Was kann ich schon? / Was lerne ich noch?“ helfen die Therapeutinnen den Kindern anhand der Beobachtungen der aktuellen Stunde beim Ausfüllen. Aussagen sollten dabei in „Ich“-Form und positiv formuliert werden.

Hausaufgaben

Es wird ein Wettbewerb ausgeschrieben: wer die meisten guten Gedanken für die Schule findet! Wer mindestens 5 findet, erhält beim nächsten Mal eine kleine Belohnung.

Eltern

- Zusammenfassung der Kinderstunde:
  Dabei werden die Kinder mit einbezogen. Es wird auch noch einmal auf die Hausaufgaben der Kinder hingewiesen.
- Austausch der Eltern über die Erfahrungen mit den Hausaufgaben der letzten Stunde („Selbstbild des Kindes“), angeleitet durch die Therapeutinnen.
- Hausaufgaben der Eltern:
  Welche (gute und schlechte) Gedanken erzeuge ich bei meinem Kind durch mein eigenes Verhalten?

Materialien für die Kinderstunde

1. *Europäische Hauptstädte: Deutschland – Berlin, England – London, Frankreich – Paris, Spanien – Madrid, Österreich – Wien, Holland – Den Haag, Belgien – Brüssel, Portugal – Lissabon, Luxemburg – Luxemburg, Griechenland – Athen*
2. *Namensschilder „Mutter“ und „Peter“*
3. *Kopiervorlage A: „schlechte und gute Gedanken“, etwa 20mal*
4. *Kopiervorlage B: „Gute Gedanken in der Schule“*

Materialien der Elternstunde

1. *Kopiervorlage C: „Welche Gedanken erzeuge ich durch mein Verhalten bei meinem Kind?“*

Hinweise zur Durchführung

Für viele Kinder ist der Umgang mit schulischen Misserfolgen ein großes Problem. Deshalb wurde dies als alltagsnahes Beispiel zum Thema „Angst und Misserfolg“ gewählt. Um „gute Gedanken“ zu finden, sind oft Hilfen von Seiten der Therapeutinnen nötig.

Die Eltern sollen lernen, dass das eigene Verhalten die Gedanken und damit das Selbstbild des Kindes maßgeblich beeinflussen kann. Dies bedeutet positiv gesehen auch, dass Eltern dazu beitragen können, dass Selbstbild ihres Kindes positiv zu verändern. Vermittelt werden sollte, dass abwertende („Du bist einfach zu dumm“), entmutigende („Du wirst das nie schaffen!“), beschuldigende („Du allein bist verantwortlich, dass nichts klappt.“) oder überbeschützende („Lass nur, ich mache das schon für Dich.“) Verhaltensweisen negative Gedanken beim Kind hervorrufen und so das bereits negative Selbstbild (oder geringe Selbstbewusstsein) verstärken können. Diese Sachverhalte sollten mit Beispielen aus der Erlebniswelt von Erwachsenen illustriert werden, um sie verständlicher zu machen und den Eltern einen persönlichen Zugang zu verschaffen.

A: Kärtchen „schlechte und gute Gedanken“

Peter ist .... und denkt:

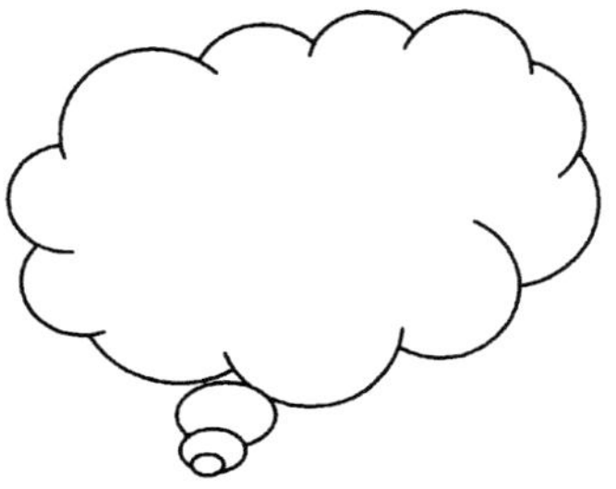

Peter ist .... und denkt:

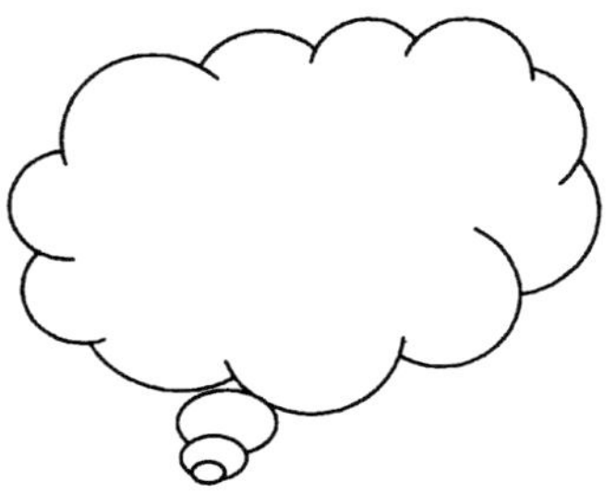

B: Kopiervorlage „gute Gedanken in der Schule“

Gute Gedanken in der Schule

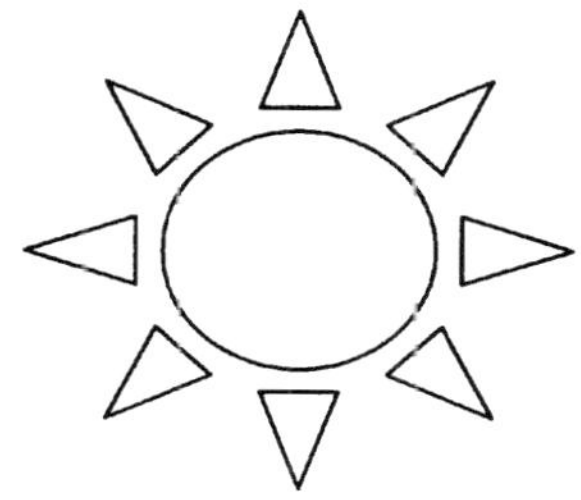

In der Schule können mir folgende gute Gedanken helfen:

1.	
2.	
3.	
4.	
5.	
6.	
7.	
8.	
9.	
10.	
11.	
12.	
13.	
14.	
15.	
16.	
17.	
18.	

Welche Gedanken erzeuge ich durch mein Verhalten bei meinem Kind:

konkrete Situation:	Wie reagiere ich in dieser Situation:	Welche Gedanken können durch meine Reaktion bei meinem Kind entstehen:
Das Kind bekommt trotz Lernens eine schlechte Note.		
Im Geschäft traut sich das Kind nicht, den Verkäufer anzusprechen.		
Das Kind erzählt, dass es nicht zum Geburtstag eines Klassenkameraden eingeladen wurde.		
Am Morgen vor einer Probe bekommt das Kind heftige Bauchschmerzen.		
Das Kind erzählt, dass es Angst hat, eine Freundin anzurufen.		
Trotz mehrmaliger Aufforderung zum „Zimmer aufräumen“ spielt das Kind weiter.		

Stunde 6: Einüben sozialer Fertigkeiten

Begrüßung

- Die Feedbackzettel werden gelesen und die Kinder motiviert, in dieser Stunde besonders darauf zu achten, was sie noch lernen können.
- Hausaufgaben: Alle Kinder, die mindestens 5 gute Gedanken für die Schule gefunden hatten, erhalten eine kleine Belohnung. Der Gewinner wird besonders gelobt.

Thema

Wie komme ich besser mit anderen zurecht? („So sieht man mir an, dass ich gute Gedanken habe und mich nicht so leicht unterkriegen lasse.")

Übung

1. Die Kinder werden gefragt: „Weißt du noch, worauf du schon öfter achten solltest? Du kannst noch mal auf deinem Feedbackzettel nachsehen." Kinder sollen den „zentralen Punkt" mit Unterstützung der Therapeutinnen auf einen Gute-Gedanken-Zettel schreiben (z.B. „Ich schaffe es, lauter zu sprechen"). Jedes Kind stellt seinen Zettel in der Runde vor.
2. „Guten-Tag-Spiel"
   Kinder laufen quer durch den Raum, wenn sie auf ein Kind stoßen, sagen sie: „Guten Tag, ich bin der/die ...... und ich lerne, ... Und was lernst du?". Therapeutinnen machen das vor („Guten Tag, ich bin die Tanja, und ich lerne, lauter zu sprechen. Und was lernst du?" - „Ich bin der/die .... und ich lerne, ..."). Das Spiel geht so lange, bis jeder jedem begegnet ist.
3. Alltagsnahe Rollenspiele
   Mit den Kindern wird gemeinsam überlegt, in welchen Alltagssituationen man bestimmte Fertigkeiten aus welchem Grund besonders braucht. Das heißt: man schreibt für jedes Kind auf einem Plakat (siehe Anhang und Beispiele) eine spezielle Situation auf, das problematische Verhalten, wie es auf andere wirkt („Was denken und fühlen andere Menschen, wenn ich mich so verhalte?") und wie man es besser machen kann. Jede Situation wird mit dem neuen, positiven Verhalten gespielt. Danach werden die Kinder gefragt: „Wie hast du dich gefühlt? Kannst du das auch einmal außerhalb der Gruppe ausprobieren? In welcher konkreten Situation (wann, wie und wo)?"
   Die Situationen sollte man sich anhand der anamnestischen Informationen und Verhaltensbeobachtungen vorher überlegen und sie auf die einzelnen Kinder zuschneiden.
4. Gemeinsam mit den Kindern wird der Reim zu guten und schlechten Gedanken gelesen.

Kreative Phase

Die Kinder können 5 bis 10 Minuten frei spielen. Etwa 1 Minute vor Ablauf der Zeit werden sie freundlich, aber bestimmt darauf hingewiesen, dass es in 1 Minute weitergeht.

Feedback

Auf dem Blatt „Was kann ich schon? / Was lerne ich noch?" helfen die Therapeutinnen den Kindern anhand der Beobachtungen der aktuellen Stunde beim Ausfüllen. Aussagen sollten dabei in „Ich"-Form und positiv formuliert werden.

Hausaufgaben

Die Kinder sollen sich jeden Morgen vornehmen, ihr spezifisches Verhalten, das sie ja auf einem „Gute-Gedanken"-Kärtchen notiert haben, auch im Alltag zu zeigen. Abends erzählen sie ihren Eltern, wie es geklappt hat, die Eltern notieren dies („Ich lerne, mich nicht unterkriegen zu lassen: ......").

Eltern

- Zusammenfassung der Kinderstunde:
  Dabei werden die Kinder mit einbezogen. Es wird auch noch einmal auf die Hausaufgaben der Kinder hingewiesen.
- Austausch der Eltern über die Erfahrungen mit den Hausaufgaben der letzten Stunde (Punkteplan, „Welche Gedanken erzeuge ich bei meinem Kind"), angeleitet durch die Therapeutinnen. Beim Punkteplan müssen je nach Erfolg Änderungen vorgenommen werden.
- Hausaufgaben der Eltern:

1. Die Eltern unterstützen das Kind bei seiner Hausaufgabe (s.o.) und ermuntern das Kind, das Verhalten im Alltag zu zeigen und loben es dafür.
2. Die Eltern füllen zur Vorbereitung auf die übernächste Stunde das Blatt zur Angstsituation aus.
3. Die Eltern werden gebeten, ein Blatt zur Rückmeldung bzgl. des Trainings auszufüllen.

Materialien für die Kinderstunde

1. *Kopiervorlage: 6 „Gute-Gedanken"-Karten (Stunde 4, B)*
2. *Kopiervorlage A: Plakat*
3. *Kopiervorlage B: „Ich lerne, mich nicht unterkriegen zu lassen: ......"*

Materialien für die Elternstunde

1. *Kopiervorlage C: Zur Vorbereitung der übernächsten Stunde / Angstsituation*
2. *Kopiervorlage D: Rückmeldung zum Training zur „Halbzeit"*

Hinweise zur Durchführung

Die sozialen Fertigkeiten, die bisher schon durch das Feedback und die differentielle Rückmeldung der Therapeutinnen gefördert wurden, werden in den Mittelpunkt gestellt. Den Kindern soll auch vermittelt werden, dass man solche Fertigkeiten erlernen (keine Hexerei!) und sie mit Hilfe der Eltern auch zuhause anwenden kann. Dies ist auch nachdrücklich den Eltern gegenüber zu betonen (es geht nur in kleinen Schritten vorwärts). Die Rollenspielsituationen müssen gut vorbereitet sein (s.o.).

Änderungen des Punkteplanes können z.B. sein: Verhalten noch mehr konkretisieren, Zielverhalten auf noch kleinere Schritte reduzieren, Belohnung schneller folgen lassen, Eintauschregel ändern etc. Bei Problemen sollte man sich genau beschreiben lassen, was in welcher Situation schief gegangen ist, um dann sinnvolle Korrekturen vornehmen zu können.
Die Rückmeldung zur „Halbzeit" des Trainings ist mehr eine formale als inhaltliche Aufgabe. Sie dient als Feedback zur Trainingsgestaltung für die Therapeutinnen. Wichtig ist, dieses Feedback ernst zu nehmen und sich abzeichnende Probleme (z.B. zu hohes Tempo) und Änderungsvorschläge konkret anzugehen bzw. zu diskutieren.

A: Vorlage für das Plakat mit Beispielen

SITUATION	GEWOHNTES VERHALTEN	WAS DENKEN UND FÜHLEN DIE ANDEREN?	JETZT MACH ICH'S BESSER!
Wenn ich mit anderen rede...	...spreche ich zu leise.	Den kann man ja gar nicht verstehen. Der hat bestimmt nichts Wichtiges zu sagen.	Ich spreche lauter!
Wenn ich einen Schulfreund auf der Straße treffe...	...grüße ich ihn nicht.	Der ist aber unfreundlich! Den grüße ich das nächste Mal auch nicht mehr.	Ich sage „Hallo“ und nenne das Kind beim Namen.
Wenn ich Angst vor einem Hund habe...	...gehe ich ihm lieber aus dem Weg und mache einen großen Umweg.	So ein Angsthase! Warum macht er bloß so einen Umweg? Hunde sind doch nett.	Ich traue mich mal wieder ran. Vielleicht kann ich den Hund auch mal streicheln.

B: Kopiervorlage „Ich lerne, mich nicht unterkriegen zu lassen:.....“

Ich lerne, mich nicht unterkriegen zu lassen:

....

....

Abends bespricht man mit dem Kind, wo (in welcher konkreten Situation) und wie das Kind es geschafft hat, sein neues Verhalten zu zeigen. Das Kind malt einen Smiley in die 3. Spalte, wenn es damit zufrieden war. Die Eltern kreuzen an, dass sie ihr Kind für sein neues Verhalten gelobt haben.

	Wo und wie habe ich mein neues Verhalten gezeigt?		Ich habe mein Kind gelobt!
Montag			
Dienstag			
Mittwoch			
Donnerstag			
Freitag			
Samstag			
Sonntag			

C: Kopiervorlage „Zur Vorbereitung der übernächsten Stunde/Angstsituation“

Zur Vorbereitung der übernächsten Stunde:

Bitte beschreiben Sie eine konkrete Situation, in der Ihr Kind Angst hat und mit der es öfters konfrontiert ist. Gehen Sie bitte auch auf die Folgen dieses ängstlichen Verhaltens für das Kind ein.

Beispiel 1: Mein Kind fürchtet sich vor einem Hund, der im Nachbarhaus wohnt und macht deshalb einen großen Bogen um das Haus.
Beispiel 2: Mein Kind kann sich nicht ihren Freunden gegenüber behaupten, weil es Angst hat diese zu verlieren. Es sagt lieber zu allem "Ja und Amen".

ANGSTSITUATION:

FOLGEN für das Kind:

D: Kopiervorlage Rückmeldungen zur „Halbzeit“

Bitte füllen Sie als Rückmeldung zur „Halbzeit“ das folgende Blatt aus und bringen Sie es zur nächsten Stunde wieder mit:

1. Wurden Ihre Erwartungen durch das Training bisher erfüllt?

ja, völlig	3	2	1	0	1	2	3	nein, gar nicht

2. Ich bin mit dem Lernfortschritt meines Kindes bisher ...

zufrieden	3	2	1	0	1	2	3	unzufrieden

3. Zur Einschätzung des bisherigen Kursverlaufs:

langweilig	3	2	1	0	1	2	3	interessant
knapp	3	2	1	0	1	2	3	weitschweifig
verworren	3	2	1	0	1	2	3	übersichtlich
phantasievoll	3	2	1	0	1	2	3	lahm
wesentlich	3	2	1	0	1	2	3	unwesentlich
zu langsam	3	2	1	0	1	2	3	zu schnell
Inhalt:								
klar/ deutlich	3	2	1	0	1	2	3	unklar
zu viel	3	2	1	0	1	2	3	zu wenig

4. In der Gruppe fühlte sich mein Kind ...

zufrieden	3	2	1	0	1	2	3	unzufrieden

5. Ich fühlte mich selbst einbezogen:

zu wenig	3	2	1	0	1	2	3	genügend

6. Den Zeitaufwand fand ich ...

angemessen	3	2	1	0	1	2	3	zu hoch

7. Gut fand ich:

8. Schlecht fand ich:

9. Für die zweite Hälfte des Trainings wünsche ich mir bzw. habe ich folgende Vorschläge:

10. Für das Kind (bitte auf dem Strich je nach Geschmack ankreuzen, kann auch „mittendrin“ sein)**:**

Die Gruppe fand ich bisher: sehr schön ganz nett blöd

Stunde 7: Selbstbewusstsein und Motivation

Begrüßung

- Die Feedbackzettel werden gelesen und die Kinder motiviert, in dieser Stunde besonders darauf zu achten, was sie noch lernen können.
- Besprechung der Hausaufgaben: wie ist es den Kindern ergangen mit dem Einüben ihrer neuen sozialen Fertigkeiten?
- Der Reim zu guten und schlechten Gedanken wird gemeinsam gelesen.

Thema

Andere und sich selbst loben – Selbstbewusstsein bekommen. Kurze Fragen an die Kinder: Was ist ein Lob? Wie ist es, wenn man gelobt wird?

Übung

1. Lernen, andere zu loben.
   Ein Kind nach dem anderen setzt sich in die Mitte auf den „Königsstuhl". Die anderen müssen dem Kind sagen, was sie an ihm mögen und schreiben es auf den Zettel des Kindes. Das Kind auf dem Königsstuhl bedankt sich, sucht sich raus, welchem Lob er/sie zustimmt und sagt dies („Ich freue mich über das Lob und finde auch, dass ich gut ... kann").
2. Lernen, sich selbst zu loben.
   Die Kinder sollen dann überlegen und notieren, was sie gut können in den folgenden Bereichen: zuhause, mit Freunden, in der Schule, bei den Hobbies. Im Kreis wird dann eine Sache davon vorgestellt.
3. Zuletzt wird ein „großartiger Zaubertrick" angekündigt (nach Krowatschek). In eine Schachtel oder einen Koffer wird ein Spiegel gelegt. Den Kindern wird nun gesagt, dass sie in diesem Zauberkoffer eine besonders wichtige und einmalige Persönlichkeit sehen würden, jemanden, der sehr viel könne und sehr liebenswert sei. Jeder dürfe einer nach dem anderen hineinschauen, aber den anderen auf keinen Fall verraten, wer im Zauberkoffer zu sehen ist. (Im Koffer liegt ein Spiegel.)

Kreative Phase *– Achtung: geändert –*

Als Belohnung für die Kinder wird ein gemeinsames Spiel gespielt, das etwa 10 Minuten in Anspruch nimmt.

Feedback

Auf dem Blatt „Was kann ich schon? / Was lerne ich noch?" helfen die Therapeutinnen den Kindern anhand der Beobachtungen der aktuellen Stunde beim Ausfüllen. Aussagen sollten dabei in „Ich"-Form und positiv formuliert werden.

Hausaufgaben

Als Hausaufgabe soll jedes Kind ein Bild malen über sich als „Superhelden".

Eltern

- Zusammenfassung der Kinderstunde:
  Dabei werden die Kinder mit einbezogen. Es wird auch noch einmal auf die Hausaufgaben der Kinder hingewiesen.
- Austausch der Eltern über die Erfahrungen mit den Hausaufgaben der letzten Stunde (Fortführung des Punkteplanes, soziale Fertigkeiten des Kindes, Angstsituation), angeleitet durch die Therapeutinnen.
- Hausaufgaben der Eltern: sie sollen auf dem Superheld-Bild notieren, was sie an ihrem Kind mögen (in kindgerechten Worten).

Materialien für die Kinderstunde

1. *Kopiervorlage „Ich mag an ...“ (s.u., A)*
2. *Kopiervorlage „Ich kann gut...“ (s.u., B)*
3. *Koffer oder Karton und Spiegel*
4. *Blatt „Ich bin .... der Superheld!“ (s.u., C)*
5. *Spiel für die kreative Phase*

Materialien für die Elternstunde

keine

Hinweise zur Durchführung

Nach unserer Erfahrung fällt es einigen Kinder zu Beginn sehr schwer, andere zu loben, sie reagieren sehr verlegen und albern. Mit zunehmender Dauer der Übung und mit Hilfe der Therapeutinnen geht es aber besser. Es sollte darauf geachtet werden, dass das lobende Kind das Kind auf dem Königsstuhl ansieht und laut und deutlich spricht. Als Hilfe haben wir es häufig so gemacht, dass die Therapeutinnen kleine Tipps gegeben haben („Könnt Ihr Euch erinnern...“).

Der „Zaubertrick“ macht den Kindern großen Spaß und sollte möglichst „dramatisch“ inszeniert werden.

Ich mag an __________________ :

1. ______________________________

2. ______________________________

3. ______________________________

4. ______________________________

5. ______________________________

6. ______________________________

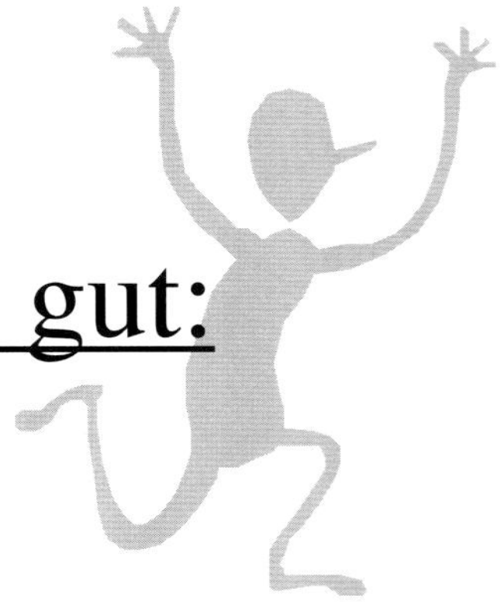

Ich kann gut:

zuhause:

____

____

____

mit Freunden:

____

____

____

in der Schule:

____

____

____

bei meinen Hobbys:

____

____

____

C: Kopiervorlage „Ich bin .... der Superheld!“

Ich bin .... der Superheld !

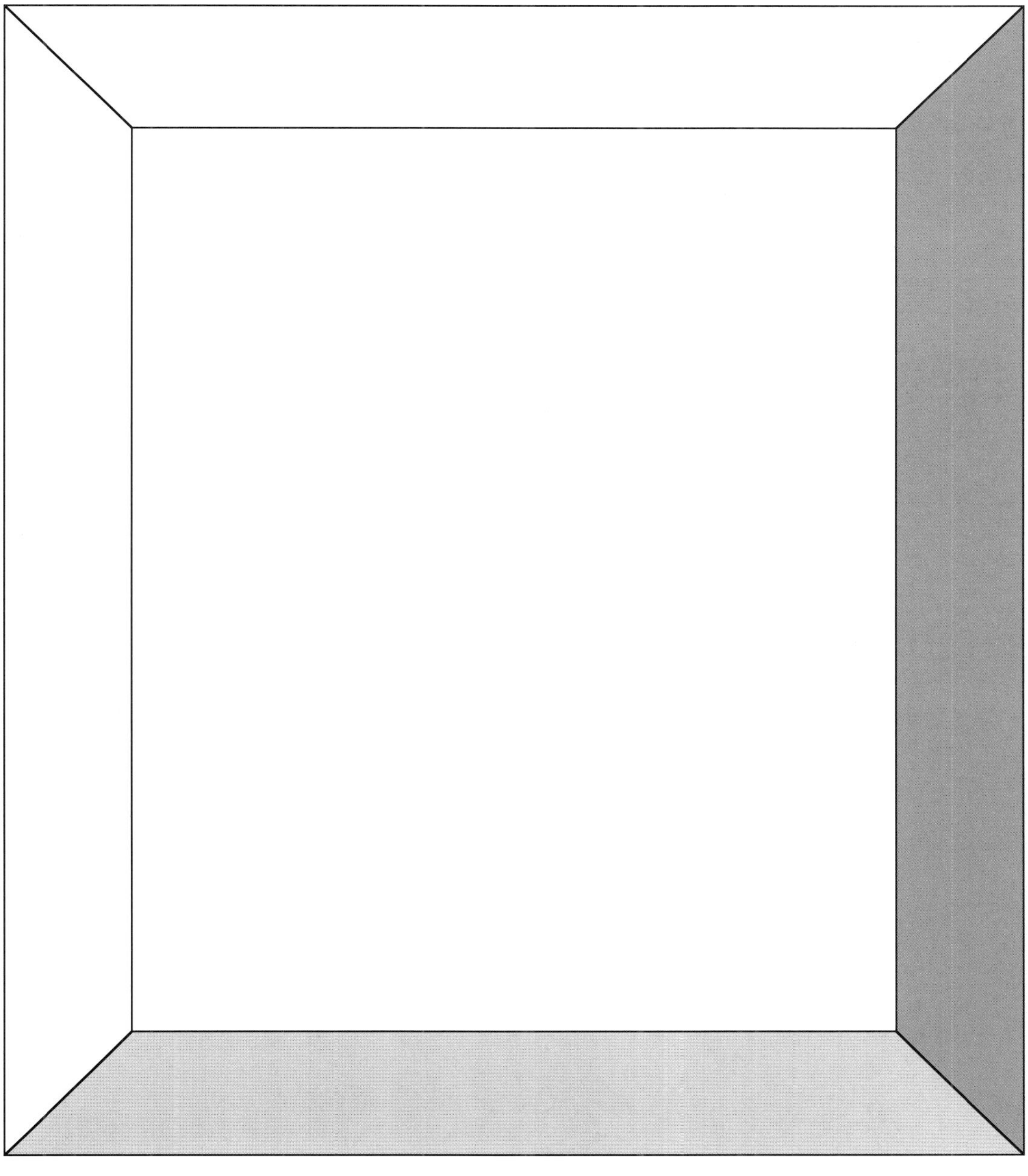

Stunde 8: Bewältigung von Angst

Begrüßung

- Die Feedbackzettel werden gelesen und die Kinder motiviert, in dieser Stunde besonders darauf zu achten, was sie noch lernen können.
- Besprechung der Hausaufgaben: Superhelden-Bild

Thema

Was kann ich tun, wie kann ich mir helfen, wenn ich Angst habe?

Übung

1. Das sogenannte Angstthermometer wird den Kindern anhand von einem Beispiel erklärt (0 = keine Angst, 100 = Riesenangst etc.). Jedes Kind bekommt dann einen „Sorgensack“ mit Ängsten (vorbereitet anhand der Angaben der Eltern, siehe unten). Es liest sich die Ängste durch und ordnet sie auf dem großen Angstthermometer in der Mitte der Gruppe an. Die Kinder werden darauf aufmerksam gemacht, dass verschiedene Kinder verschiedene Ängste haben. Dann werden die Angstzettel auf das eigene Angstthermometer geklebt und die größten Ängste werden von den Kindern ergänzt („Ich habe Angst vor Spritzen, weil....“), ggf. mit Hilfe der Therapeutinnen. Die Situationen, vor denen die Kinder keine Angst haben, werden bei „0“ aufgeklebt, und es wird gelobt, wovor sie alles keine Angst haben.
2. Es wird dann ein Plakat gemeinsam bearbeitet, auf dem zunächst die verschiedenen Angstsituationen noch einmal kurz notiert werden (Spalte 1, falls zu viele verschiedene Situationen, sollten die wichtigsten exemplarisch herausgegriffen werden). In Spalte 2 sollen die Kinder dann gemeinsam malen, wie die Angst aussieht (Phantasieaufgabe). In Spalte 3 soll gemeinsam erarbeitet werden, welche Gefühle und Gedanken man hat, wenn man eine Angstsituation hinter sich gebracht hat. Hier sollte man auch einfließen lassen, welche negativen Konsequenzen Vermeidungsverhalten hat (z.B. keine Freunde haben, krank werden etc.). Schließlich wird gesammelt, wie man die Angst wohl besiegen kann (Spalte 4). Man sollte für den letzten Punkt nicht zuviel Zeit reservieren, wenn den Kindern nicht viel einfällt (siehe nächster Punkt).
3. Mit den Kindern werden die Punkte auf der Kopiervorlage besprochen („wie kann ich die Angst besiegen“). Gemeinsam wird der Mut-mach-Spruch am Ende der Seite eingeübt.

Kreative Phase

Die Kinder können 5 bis 10 Minuten frei spielen. Etwa 1 Minute vor Ablauf der Zeit werden sie freundlich, aber bestimmt darauf hingewiesen, dass es in 1 Minute weitergeht.

Feedback

Auf dem Blatt „Was kann ich schon? / Was lerne ich noch?“ helfen die Therapeutinnen den Kindern anhand der Beobachtungen der aktuellen Stunde beim Ausfüllen. Aussagen sollten dabei in „Ich“-Form und positiv formuliert werden.

Hausaufgaben

Die Hausaufgabe wird mit Kindern und Eltern gemeinsam besprochen (Mut-mach-Plan, siehe unten, und Entspannungsübung).

Eltern

- Zusammenfassung der Kinderstunde:
  Dabei werden die Kinder mit einbezogen. Es wird auch noch einmal auf die Hausaufgaben der Kinder hingewiesen. Betont wird, dass Angst durch Vermeidungsverhalten nur größer wird und wofür Entspannung gut ist. Es wird in diesem Zusammenhang noch einmal auf das Eltern-Handout vom ersten Elternabend hingewiesen.
- Austausch der Eltern über die Erfahrungen mit den Hausaufgaben der letzten Stunde („Ich mag an meinem Kind", Punkteplan), angeleitet durch die Therapeutinnen.
- Hausaufgaben der Eltern: Unterstützung der Eltern bei der Hausaufgabe des Kindes. Weiterführung und ggf. Modifizierung des Punkteplanes.

Materialien für die Kinderstunde

1. *Angstthermometer groß auf Plakat*
2. *„Sorgensäcke" (z.B. Briefumschläge mit Aufschrift)*
3. *Kopiervorlage A: Angstthermometer*
4. *Beispiele B: Angstzettel für den Sorgensack (individuell erstellt, siehe Abschnitt „Hinweise zur Durchführung")*
5. *Vorlage C: Plakat*
6. *Kopiervorlage D: „Wie kann ich die Angst besiegen?"*
7. *Beispiele E: „Mut-mach-Plan" (individuell erstellt, siehe Abschnitt „Hinweise zur Durchführung")*
8. *Kopiervorlage F: Entspannungsübung*

Materialien für die Elternstunde

keine

Hinweise zur Durchführung

Diese Stunde ist anspruchsvoll und sehr umfangreich. Aus Zeitmangel kann es sein, dass bei den Übungen 2 und 3 nicht alle Situationen bzw. Punkte auf dem Blatt besprochen werden können. Letzteres soll dann zuhause nachgeholt werden.

Die Angstzettel für die einzelnen Sorgensäcke der Kinder werden nach den Angaben der Eltern (siehe Hausaufgabe vorletzte Stunde) und den Eindrücken der Therapeutinnen angefertigt. Wir haben im Anhang verschiedene Angstzettel aufgeführt als Beispiele, an denen man sich orientieren kann.

Auch die Mut-mach-Pläne sind ganz auf das einzelne Kind zugeschnitten und fordern viel Phantasie und Einfühlungsvermögen auf Seiten der Therapeutinnen. Hier haben wir ebenfalls verschiedene Beispiele angeführt. Die Pläne sollten auf jeden Fall so gestaltet sein, dass das Kind die Aufgaben auch ohne große Erklärungen verstehen und einen Erfolg erzielen kann.

A: Kopiervorlage Angstthermometer

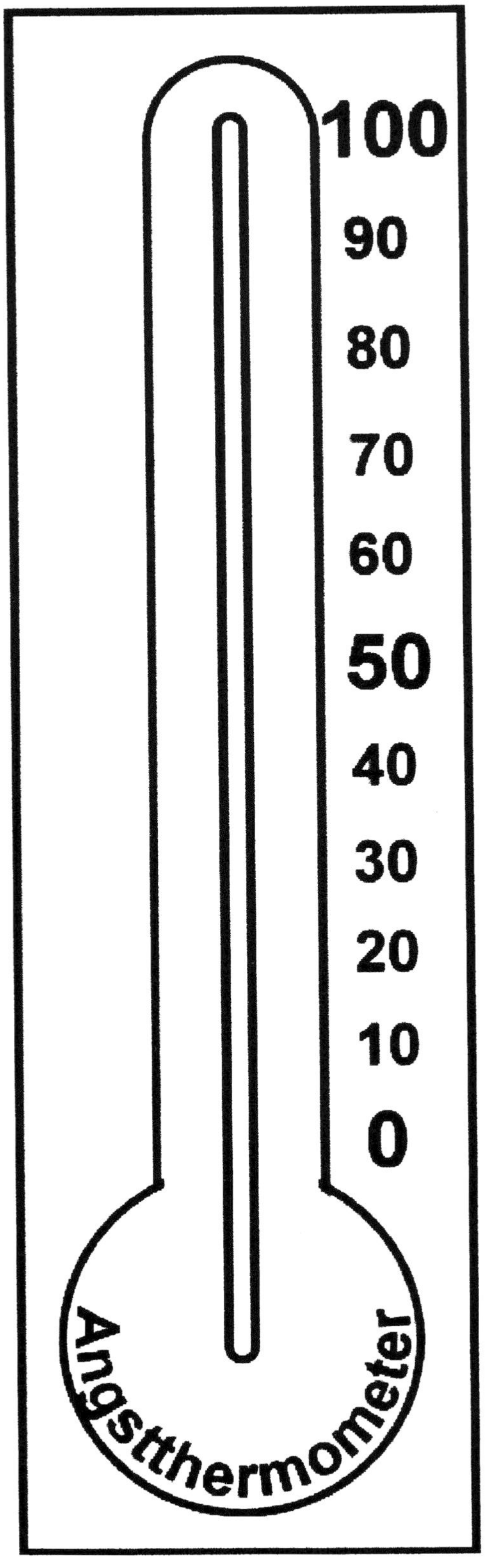

B: Beispiele „Ängste für den Sorgensack“

Ich habe Angst vor Hunden, weil..
Ich habe Angst vor Ärzten, weil..
Ich habe Angst vor Spritzen, weil..
Ich habe Angst, meine Freundin anzurufen, weil......................
Ich habe Angst vor Gewittern, weil..
Ich habe Angst, meiner Freundin einen Wunsch abzuschlagen, weil..
Ich habe Angst, in die Schule zu gehen, weil..............................
Ich habe Angst, mich mit anderen Kindern zum Spielen zu verabreden, weil..
Ich habe Angst, in der Klasse etwas zu sagen, weil ....
Ich habe Angst vor Klassenarbeiten, weil...................................

C: Vorlage für das Plakat

SITUATION	WIE SIEHT DIE ANGST AUS?	WELCHE GEFÜHLE UND GEDANKEN HABE ICH DANACH?	WIE KANN ICH DIE ANGST BESIEGEN?

Wie kann ich die Angst besiegen?

→ Angst hält nicht ewig an, sondern geht schnell wieder vorbei – schneller, als man vorher denkt!

→ Angst wird nur dann weniger, wenn ich mich traue, etwas gegen sie zu tun – los geht's!

→ Wenn ich vor etwas Angst habe, denke ich daran, wie gut man sich fühlt, wenn man die Angst überstanden hat - wie ein Superheld!

→ Manche Sachen muss man üben, damit man keine Angst mehr davor hat – Üben macht die Angst weg!

→ Ich kämpfe nicht allein gegen meine Angst, sondern Mama und Papa helfen mir dabei – wir sind ein gutes Team!

→ Wenn man Angst hat, ist man angespannt – wenn ich mich entspanne, kann ich keine Angst haben!

→ Ich denke mir gute Gedanken aus, um mir selbst Mut zu machen – Sonne vertreibt die Wolken!

→ Ich laufe nicht vor der Angst weg, sondern sage mir:
„STOPP! STOPP! bleib steh'n,
du wirst seh'n:
die Ängste vergeh'n!"

Mut-mach-Plan für Sara

Ich habe Angst, meine Freundin anzurufen, weil..

Was kann ich dagegen tun?

→ Mit meiner Mutter übe ich in Rollenspielen das Telefonieren. Ich spiele mich selbst, und die Mama spielt abwechselnd meine Freundin, deren Mutter oder deren Oma. Gemeinsam überlegen wir uns vorher, was man sagen kann am Telefon – je nachdem, wer dran ist, und je nachdem, ob meine Freundin zuhause ist oder nicht. Unsere Übungen tragen wir in den folgenden Plan ein:

Datum	Inhalt des Rollenspiels	was hat gut geklappt?	was kann ich noch besser machen?

→ Mein Mutspruch für das Telefonieren lautet:

___

Den hänge ich mir gleich neben das Telefon.

→ Vielleicht traue ich mich sogar, meine Freundin einmal selbst anzurufen?

Mut-mach-Plan für Luisa

Ich habe Angst, meine Freundin zu verlieren, wenn ich ....

Was kann ich dagegen tun?

→ Mit meiner Mutter übe ich in Rollenspielen, wie ich mich mutiger verhalte gegenüber meiner Freundin. Ich spiele mit einer Puppe (oder einem Kuscheltier) mich selbst, und die Mama spielt mit einer anderen Puppe meine Freundin. Gemeinsam überlegen wir uns vorher, wie man sich verhalten kann - je nachdem, wie die Situation ist (z.B. wenn meine Freundin mich über's Ohr haut oder will, dass ich alles nach ihrem Willen mache). Unsere Übungen tragen wir in den folgenden Plan ein:

Datum	Inhalt des Rollenspiels	was hat gut geklappt?	was kann ich noch besser machen?

→ Mein Mutspruch für den Umgang mit meiner Freundin lautet:

____

→ Vielleicht traue ich mich sogar, mein geübtes Verhalten meiner Freundin gegenüber auszuprobieren? Ich weiß, dass das nicht so einfach ist, weil meine Freundin mich so gar nicht kennt, aber ich schreibe auf: was ist passiert? was ist besser gelaufen als vorher?

Mut-mach-Plan für Maximilian

Ich habe Angst vor Arztbesuchen und Spritzen, weil..

Was kann ich dagegen tun?

→ Ich überlege mir zusammen mit dem Papa, warum man zum Arzt muss, wofür Spritzen sind und was passiert, wenn ich nicht hingehe:

→ Ich überlege mir, wie ich mich auf den nächsten Arztbesuch vorbereiten kann, damit ich dann weniger Angst habe:

1. Ich erfinde einen Mutspruch:
   ....
2. Ich denke daran, wie stolz ich das letzte Mal war, als ich alles überstanden hatte.
3. Ich vereinbare mit Mama und Papa eine Belohnung, wenn ich nur ganz wenig Angst und fast gar kein Bauchweh vorher habe.
4. Ich mache meine Entspannungsübung kurz vorher.

→ Wie oft habe ich es eigentlich schon geschafft, zum Arzt zu gehen? Ich schaue mal mit Mama im Kalender nach und trage das Datum in einem Kästchen ein. Die restlichen Kästchen sind für meine nächsten Arztbesuche, die ich geschafft habe!

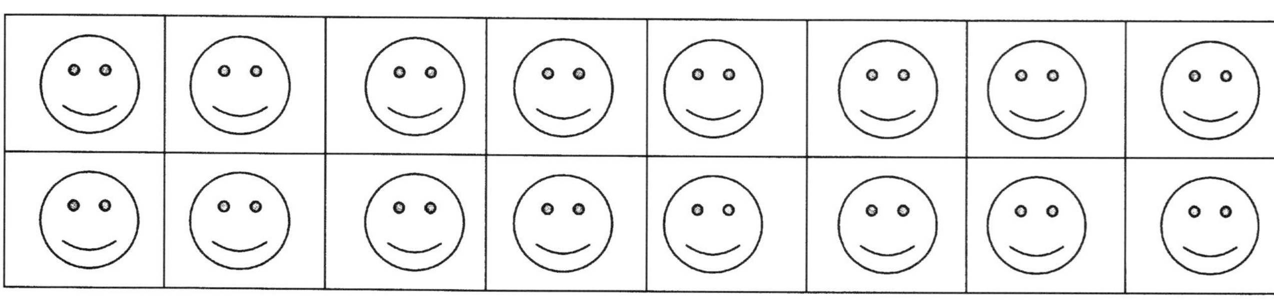

Mut-mach-Plan für Kevin

Ich traue mich, mit anderen Kindern am Nachmittag zu spielen.

Was kann ich dafür tun?

→ Mit welchen Kindern würde ich ab und zu gerne spielen? Ich schreibe ihre Namen mal auf: ....

→ Welche Sachen könnte ich mit anderen Kindern zusammen machen, die mich interessieren?

....

....

→ Ich suche mir einen Tag in dieser Woche aus, an dem ich mich mit einem anderen Kind treffen will (bitte ankreuzen):

Montag	Dienstag	Mittwoch	Donnerstag	Freitag	Samstag	Sonntag

→ Nach diesem Treffen (bitte ankreuzen/ausfüllen):

Wo haben wir gespielt? bei mir beim anderen draußen

Was haben wir gemacht?

....

....

Wie hat es mir gefallen?

gar nicht — etwas — mittel — gut — sehr gut

Was fand ich am besten?

....

....

→ Ich nehme mir für die nächste Woche einen neuen Tag vor, an dem ich mich mit einem Kind zum Spielen verabrede:

Montag	Dienstag	Mittwoch	Donnerstag	Freitag	Samstag	Sonntag

F: Kopiervorlage Entspannungsübung

Entspannung wirkt gegen Angst und Nervosität. Es ist wichtig, die Übung als regelmäßiges Ritual (z.B. täglich vor dem Einschlafen) in Ruhe durchzuführen. Eine Woche lang sollte die ganze Übung gemacht werden, dann reicht es, sich die "Lieblingspunkte" herauszusuchen. Wichtig ist, dass das Kind lernt, sich schnell zu entspannen, in dem es sich z.B. an die Zitrone in der Hand oder die Fliege auf der Nase erinnert. Diese Entspannung kann dann vor angstbesetzten Situationen (z.B. vor der Schule, vor einem Einkauf, vor einer neuen Situation) angewendet werden.

....

Entspannungsübung für Kinder

Mit dieser Übung kannst du lernen, dich zu entspannen, wenn du nervös bist oder Angst hast. Bei der Übung musst du darauf achten, wie sich deine Muskeln anfühlen, wenn sie angespannt sind, und wie sie sich anfühlen, wenn du sie anspannst.

Leg dich ganz bequem hin. Lass deine Hände ganz locker neben den Beinen liegen. Und jetzt schließ deine Augen und öffne sie erst, wenn ich es sage. Wenn du deine Augen nicht so lange geschlossen halten kannst, schau einfach an die Decke. Denk daran, genau das zu machen, was ich jetzt mache und genau darauf zu achten, was dein Körper dabei macht. So, und jetzt geht's los:

Mach als erstes deine rechte Hand zu einer Faust. Stell dir vor, du hast eine dicke, gelbe Zitrone in deiner rechten Hand. Drück sie ganz fest zusammen: Versuch, den ganzen Saft der Zitrone herauszuquetschen. Achte auf die Anspannung in deiner Hand und in deinem Arm. Und nun lass die Zitrone einfach fallen. Achte darauf, wie sich die Hand jetzt, wenn sie entspannt ist, anfühlt.

Und nun mach das gleiche mit der linken Hand. Drück sie ganz fest zusammen: Versuch, den ganzen Saft der Zitrone herauszuquetschen. Achte auf die Anspannung in deiner Hand und in deinem Arm. Und nun lass die Zitrone einfach fallen. Achte darauf, wie sich die Hand jetzt, wenn sie entspannt ist, anfühlt.

Als nächstes spann deine Arme an. Stell dir vor, du wärst eine faule, schläfrige Katze. Du willst dich so richtig recken und strecken. Streck deine Arme weit nach oben, zieh sie über deinen Kopf und lass sie weit nach hinten wippen. Fühlst du das Ziehen in deinen Armen und Schultern? Und jetzt lass deine Arme wieder neben deinen Körper fallen und entspanne.

Nun geht es um das Anspannen der Schultern. Stell dir vor, du wärst eine Schildkröte. Du sitzt draußen im Sand an deinem Lieblingsteich und entspannst dich in der wohligen, warmen Sonne. Hier fühlst du dich sehr ruhig und so richtig sicher. Aber plötzlich witterst du Gefahr! Zieh schnell deinen Kopf in deinen Panzer ein. Versuch, deine Schultern weit hinaufzuziehen, bis hin zu deinen Ohren und schiebe deinen Kopf zwischen deine Schultern. Bleib einen Moment so und spüre die Anspannung in deine Schultern und im Nacken. Und endlich: die Gefahr ist vorüber, du kannst deinen Kopf wieder aus deinem Panzer herausstrecken und zurückkommen in die wärmende Sonne und kannst dich wieder entspannen und so richtig wohlfühlen.

Als nächstes sollst du deine Zähne zusammenbeißen. Stell dir jetzt vor, du hast einen riesigen Kaugummi in deinem Mund: Es ist wirklich sehr anstrengend, darauf zu kauen. Und jetzt enstpanne. Du merkst, wie gut es tut, deine Kiefer einfach herunterhängen zu lassen.

Oh, da kommt so eine lästige Fliege herangeflogen und landet mitten auf deiner Nase. Versuch, sie zu verscheuchen, ohne deine Hände dabei zu benutzen. Runzle deine Nase. Mach so viele Runzeln in deine Nase, wie du kannst. Endlich, du hast die Fliege verscheucht. Jetzt kannst du deine Nase entspannen. Dein Gesicht fühlt sich jetzt ganz glatt, angenehm und entspannt zu sein.

Als nächstes geht es um das Anspannen des Bauches. Stell dir vor, du liegst auf einer Wiese im Gras und von Weitem kommt ein kleiner Elefant herangetrottet. Aber er scheint gar nicht darauf zu achten, wo er hinläuft. Gleich läuft er über deinen Bauch. Beweg dich nicht, du hast keine Zeit mehr, dich zu verdrücken. Bereite dich auf den unangemeldeten Besuch vor. Mach deinen Bauch ganz hart und fest. Spanne deine Bauchmuskeln ganz fest an. Oh, es sieht so aus, als ob der Elefant nun doch eine andere Richtung einschlägt. Glück gehabt! Du kannst wieder entspannen und deinen Bauch ganz locker werden lassen. Lass deinen Bauch so entspannt wie möglich werden. Das fühlt sich so viel besser an.

Nun sollst du deinen Bauch einziehen. Stell dir vor, du willst dich durch einen engen Zaun quetschen. Du musst dich ganz dünn machen, wenn du es schaffen willst, da durch zu kommen. Zieh deinen Bauch ein, ganz fest. Versuch, so dünn zu werden wie du kannst. Du willst durch diesen Zaun hindurch. Und du schlüpfst hindurch. Du hast es geschafft. Du kannst deinen Bauch wieder entspannen. du brauchst jetzt nicht mehr dünn zu sein. Entspann dich und fühl, wie dein Bauch weich wird und warm.

Als letztes spanne die Füße und die Beine an. Stell dir vor, du stehst barfuß in einem großen, schwabbeligen Schlammloch. Wühl mit deinen Zehen tief im Schlamm. Versuch, deine Füße bis auf den Grund des Schlammlochs zu drücken. Du wirst wahrscheinlich auch deine Beine als Unterstützung gebrauchen. Mach deine Beine ganz lang, spreiz deine Zehen. Du merkst, wie der Schlamm sich langsam durch deine Zehen hindurchdrückt.

Nun steig aus diesem Schlammloch hinaus und entspanne deine Beine und Füße. Lass deine Zehen ganz locker werden und spüre, wie schön sich das anfühlt. Es fühlt sich gut an, sich zu entspannen.

Bleib so entspannt, wie du kannst. Lass deinen ganzen Körper ganz schlaff. Alle Muskeln deines Körpers sind ganz locker und du fühlst dich so richtig wohlig und entspannt. Genieße dieses Gefühl der Entspannung noch eine Weile.

[Nach ca. 1 Minute:]

So, jetzt wollen wir die Entspannungsübung beenden. Spann deine Muskeln wieder ein wenig an und räkel und streck dich. Und jetzt öffne ganz, ganz langsam deine Augen. Sehr gut. Das hast du sehr gut gemacht. Wenn du so weiter übst, wirst du ein Superentspanner.

....

(gekürzt und geändert nach:

Klein-Heßling, J. & Lohaus, A. (1998). Bleib locker: ein Streßpräventionstraining für Kinder im Grundschulalter. S.27ff. Göttingen: Hogrefe.)

Stunde 9: Bewältigung von Traurigsein

Begrüßung

- Die Feedbackzettel werden gelesen und die Kinder motiviert, in dieser Stunde besonders darauf zu achten, was sie noch lernen können.
- Besprechung der Hausaufgaben: die Kinder berichten, wie es mit dem Mut-mach-Plan geklappt hat.
- Der Reim der letzten Stunde „STOPP! STOPP! bleib steh'n, du wirst seh'n: die Ängste vergeh'n!“ wird gemeinsam gelesen.

Thema

Was kann ich tun, wie kann ich mir helfen, wenn ich traurig bin?

Übung

1. Rollenspiel, vorgespielt von den Therapeutinnen.

1.1 **Inhalt:**
Die „Mutter“ schimpft wegen der Hausaufgaben, die „wieder mal“ nicht ordentlich und schnell genug erledigt wurden. Sie ist sehr genervt, außerdem hat sie es eilig, weil sie zu einem Termin muss. Sie schreit „Peter“ an und lässt ihn überhaupt nicht zu Wort kommen. Er ist erschrocken und sichtbar traurig, dass er so ausgeschimpft wird. Seine Mutter zieht sich an und rauscht hinaus. [Beim Spielen tragen die Therapeutinnen die Namensschilder „Mutter“ und „Peter“. Sie benutzen reale Gegenstände.]

1.2 **Fragen an die Kinder:**
Wie fühlt sich der Junge? Was denkt der Junge? Was kann er jetzt tun, damit es ihm besser geht, wie kann er sich helfen?

1.3 **Gemeinsam mögliche Lösungen erarbeiten:**
Dafür setzt sich jedes Kind auf den Stuhl von „Peter“, bekommt sein Namensschild und versucht, sich in Peters Lage hineinzuversetzen. Dies geschieht mit Hilfe der Therapeutinnen, die für das Kind noch einmal Peters Situation zusammenfassen: „Peters Mutter war sehr ärgerlich und hat ihn angeschrieen, weil er seine Hausaufgaben nicht ordentlich gemacht hat. Er konnte nichts sagen, und sie ist einfach weggegangen. Jetzt ist er alleine.“ Das Kind soll jetzt sagen bzw. überlegen: „Ich bin Peter, ich bin traurig, weil .... Damit es mir besser geht, mache ich folgendes: .....“. Das ganze wird von den Therapeutinnen vorgemacht. Die Vorschläge der einzelnen Kinder, was Peter tun könnte, werden auf ein Plakat geschrieben.

2. Mit den Kindern wird eine Bildergeschichte zum Traurigsein durchgegangen, die verschiedene Reaktionsmöglichkeiten von Peter zeigt. Jedes Blatt wird einzeln besprochen. Es sollen folgenden Verhaltensmöglichkeiten herausgearbeitet werden:
   a. Das Gefühl zulassen und sich ggf. abreagieren (z.B. durch Weinen), dann überlegen, was man weiter tun kann (Seite 1).
   b. Überlegen, ob man jemanden um Hilfe bitten sollte. Wenn ja, dann ist zu überlegen, wer das sein könnte (Seite 2). Ansonsten: wie kann ich mir selbst helfen?
   c. Sich etwas gutes tun, z.B. spielen oder radfahren oder lesen (Seite 3).
   d. Überlegen, ob die Vorwürfe berechtigt waren (Reflexion), d.h. zu überlegen, welchen Anteil man selbst am Streit hatte. Was könnte man an seinem eigenen Verhalten ändern bzw. verbessern, um solche Streitereien in Zukunft zu vermeiden? (Seite 4)

e. Bei der Rückkehr der Mutter diese auf den Streit und die eigenen Gefühle dabei ansprechen („Ich war traurig, weil ich allein war“). Versuchen, gemeinsam Strategien zu entwickeln, solche Situationen zu verhindern (Seite 5).

Kreative Phase

Die Kinder können 5 bis 10 Minuten frei spielen. Etwa 1 Minute vor Ablauf der Zeit werden sie freundlich, aber bestimmt darauf hingewiesen, dass es in 1 Minute weitergeht.

Feedback

Auf dem Blatt „Was kann ich schon? / Was lerne ich noch?“ helfen die Therapeutinnen den Kindern anhand der Beobachtungen der aktuellen Stunde beim Ausfüllen. Aussagen sollten dabei in „Ich“-Form und positiv formuliert werden.

Hausaufgaben

Jedes Kind soll in drei traurigen Situationen (Schule, Familie, Freunde) überlegen, was es gefühlt, gedacht und schließlich gemacht hat. Die Bildergeschichte darf natürlich als Hilfe benutzt werden.

Eltern

- Zusammenfassung der Kinderstunde:
  Dabei werden die Kinder mit einbezogen. Es wird auch noch einmal auf die Hausaufgaben der Kinder hingewiesen.
- Austausch der Eltern über die Erfahrungen mit den Hausaufgaben der letzten Stunde (Unterstützung der Kinder beim Mut-Mach-Plan, Punkteplan), angeleitet durch die Therapeutinnen.
- Hausaufgaben der Eltern:
  Die Bildergeschichte soll zuhause noch einmal mit dem Kind durchgegangen und bei Gelegenheit auch eingesetzt werden.

Materialien für die Kinderstunde

1. Namensschilder „Mutter“ und „Peter“
2. Plakat A2
3. Kopiervorlage A (Seite 1-5): Bildergeschichte zum Traurigsein
4. Kopiervorlage B: „Als ich traurig war“

Materialien für die Elternstunde

keine

Hinweise zur Durchführung

Während der Besprechung der Bildergeschichte sollten die Therapeutinnen die Kinder ermuntern zu überlegen, in welchen „traurigen“ Situationen man sich ähnlich verhalten könnte (z.B. wenn der Freund keine Zeit hat). Ziel ist, die Kinder weg von negativen Kognitionen und ungünstigen Attributionsmustern zu konkreten Handlungen zu bewegen, um letztendlich die Selbstwirksamkeit zu verbessern und das Gefühl der Hilflosigkeit und des Ausgeliefertseins zu reduzieren.

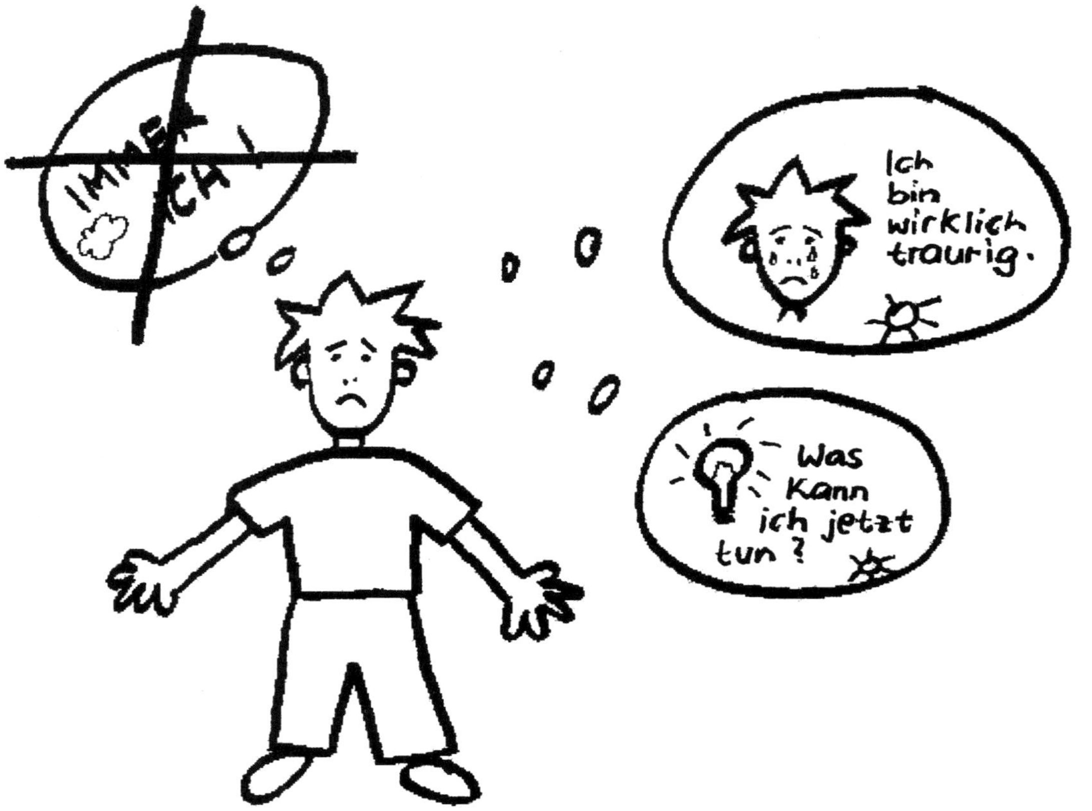
Ich bin wirklich traurig.
Was kann ich jetzt tun?

A: Kopiervorlage Bildergeschichte zum Traurigsein (Seite 2)

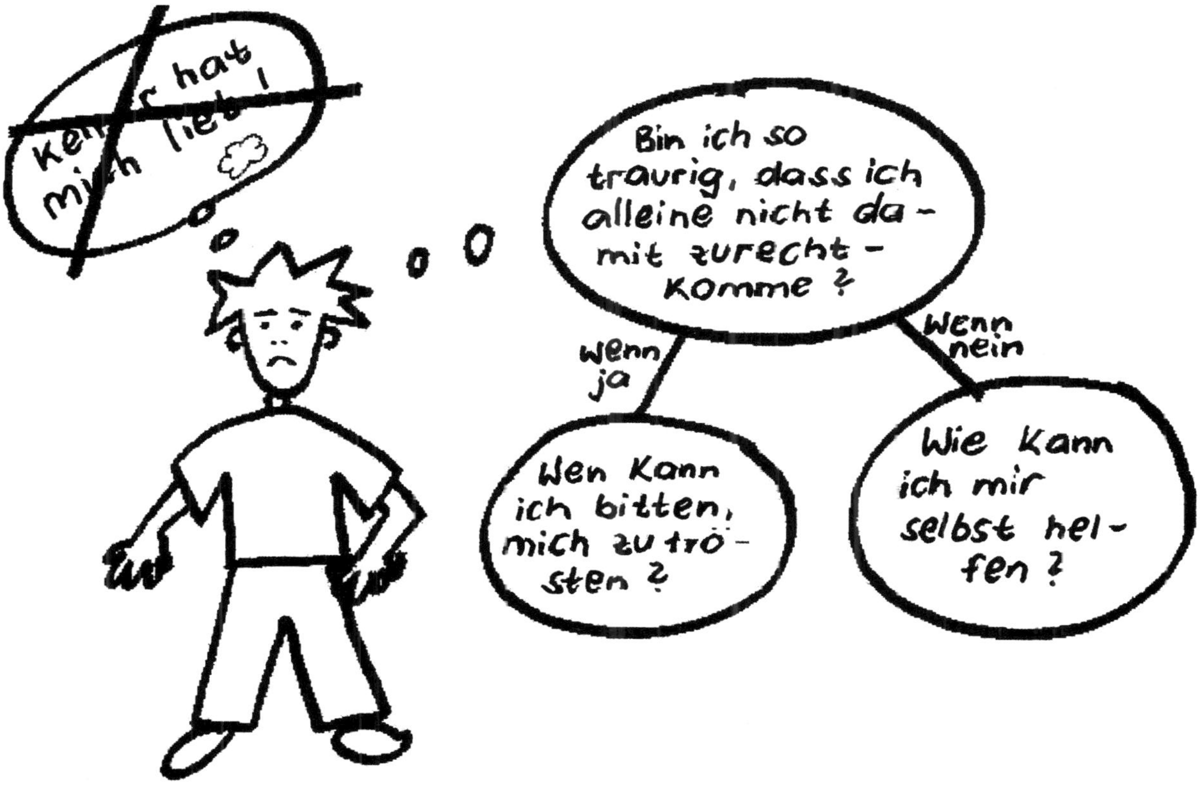
Bin ich so traurig, dass ich alleine nicht damit zurecht-komme?
wenn ja
wenn nein
Wen kann ich bitten, mich zu trösten?
Wie kann ich mir selbst helfen?

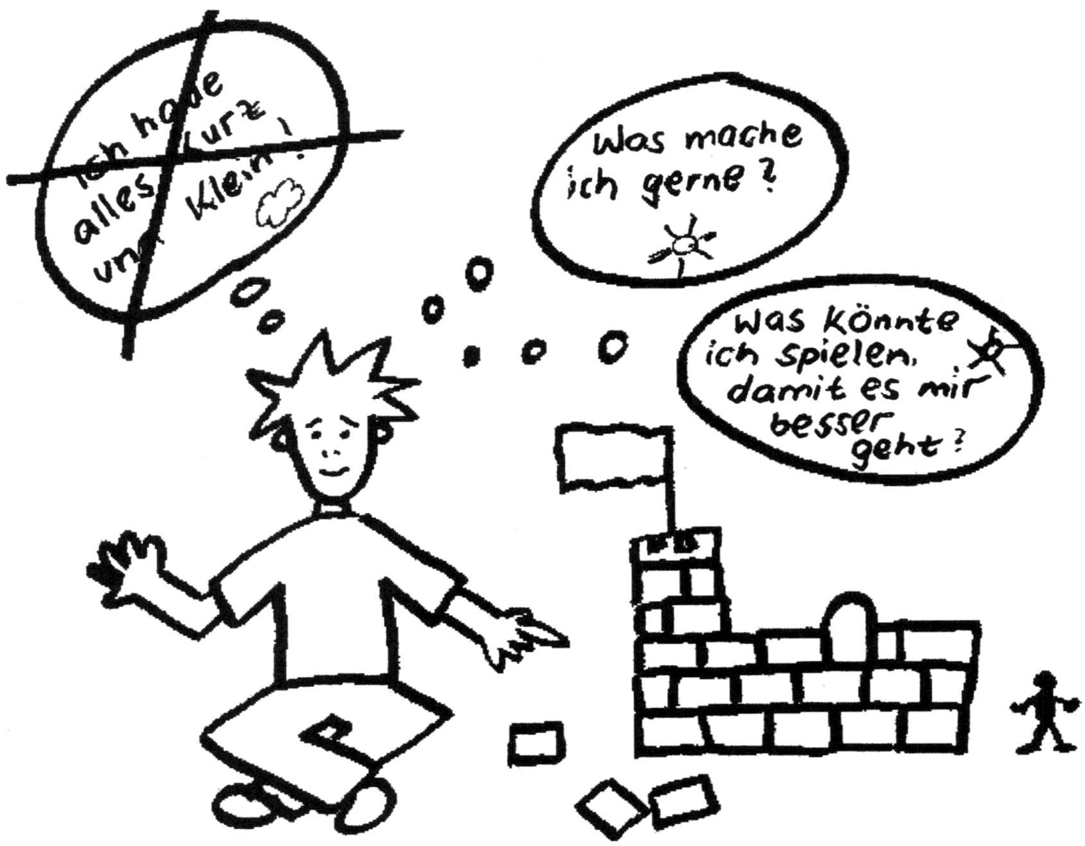
Was mache ich gerne?
Was könnte ich spielen, damit es mir besser geht?

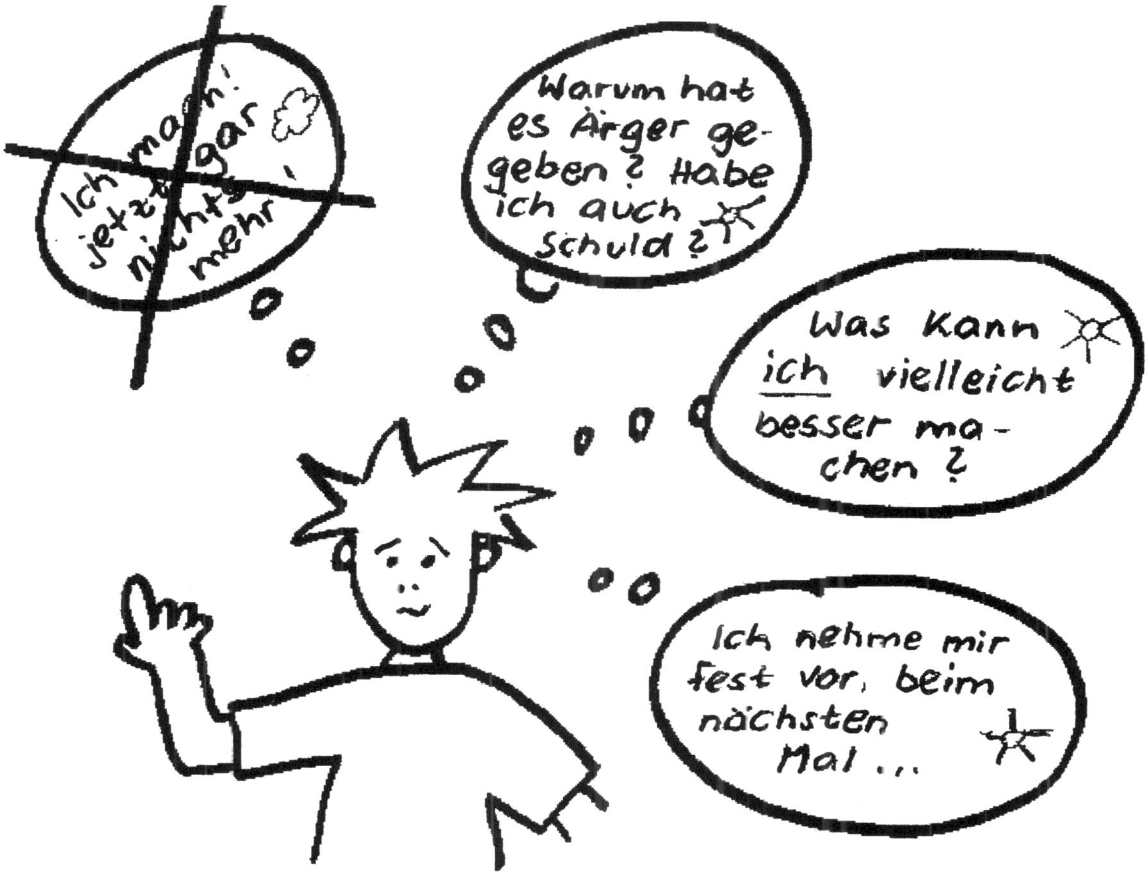
Ich mag nicht! Ich mach jetzt gar nichts mehr
Warum hat es Ärger gegeben? Habe ich auch Schuld?
Was kann ich vielleicht besser machen?
Ich nehme mir fest vor, beim nächsten Mal ...

A: Kopiervorlage Bildergeschichte zum Traurigsein (Seite 5)

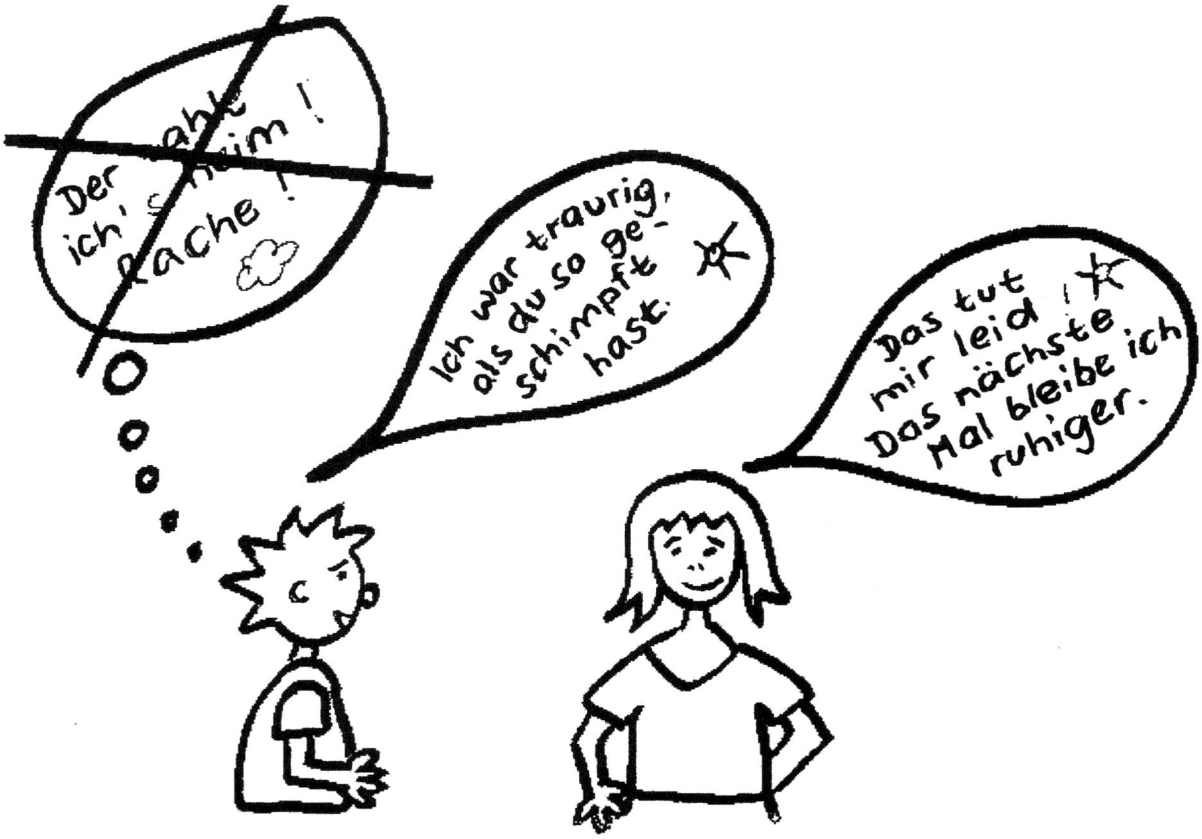
Der
ich'
Rache!
Ich war traurig, als du so geschimpft hast.
Das tut mir leid! Das nächste Mal bleibe ich ruhiger.

Als ich traurig war:

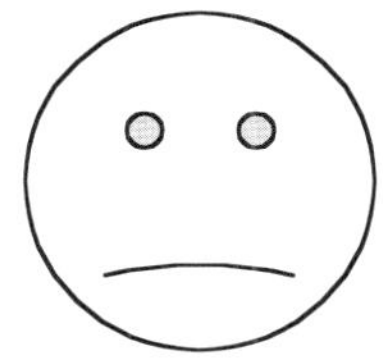

Situation	Was fühlte ich ?	Was dachte ich ?	Was habe ich dann gemacht !
in der Schule			
in der Familie			
bei Freunden			

Stunde 10: Bewältigung von Wut und Aggression

Begrüßung

- Die Feedbackzettel werden gelesen und die Kinder motiviert, in dieser Stunde besonders darauf zu achten, was sie noch lernen können.
- Besprechung der Hausaufgaben: jedes Kind stellt eine der drei traurigen Situationen vor.

Thema

Was kann ich tun, wie kann ich mir helfen, wenn ich wütend und aggressiv bin?

Übung

1. Rollenspiel, vorgespielt von den Therapeutinnen.

1.1 **Inhalt:**

Szene 1: Ein Mitschüler „Kevin“ ärgert „Peter“, weil dieser eine schlechte Note hat. Er sagt Dinge wie „Du schreibst ja immer bloß 5er. Da ist ja meine kleine Schwester im Kindergarten schon schlauer! Du bleibst bestimmt sitzen!“ Peter rastet schließlich aus, schreit Kevin an, wirft schließlich in seiner Wut den Stuhl um und geht auf Kevin los, als dieser immer noch nicht aufhört.

Szene 2: Der „Lehrer“ schimpft mit Peter und gibt diesem eine Strafarbeit, weil er den Stuhl umgeworfen hat. Außerdem droht er damit, Peters Eltern anzurufen, sollte sich so etwas wiederholen.

[Beim Spielen tragen die Therapeutinnen die Namensschilder „Kevin“ bzw. „Lehrer“ und „Peter“. Sie benutzen reale Gegenstände.]

1.2 **Fragen an die Kinder:**

Wie fühlt sich der Junge? Was denkt der Junge? Was kann er jetzt tun, damit es ihm besser geht, wie kann er sich helfen?

2. Mit den Kindern wird eine Bildergeschichte zum Wütendsein durchgegangen, die verschiedene Reaktionsmöglichkeiten von Peter zeigt. Jedes Blatt wird einzeln besprochen. Es sollen folgenden Verhaltensmöglichkeiten herausgearbeitet werden:

   a. Das Gefühl zulassen und sich fragen: „Wie soll ich reagieren?“ (Seite 1).

   b. Erst einmal nachdenken, anstatt impulsiv zu handeln. Um sich zu beruhigen, die Luft anhalten und bis 10 zählen (Seite 2). Dies macht man den Kindern vor und übt es dann gemeinsam mit ihnen ein.

   c. Wie kann man konkret reagieren, wenn man geärgert wird? Schlecht: schreien, schlagen, zerstören, petzen. Gut: auf positive Eigenschaften hinweisen („dafür kann ich gut schwimmen“), den anderen ganz ignorieren, sich abgrenzen („du kannst gerne rumschreien, mich interessiert das nicht“) und ggf. den Lehrer hinzuziehen (Seite 3).

3. Die erarbeiteten Reaktionen werden dann von den Kindern in Rollenspielen eingeübt.

Abschiedsritual

Die Therapeutinnen bedanken sich bei den Kindern für ihre Teilnahme und loben, was die Kinder alles gelernt haben. Im Gespräch kann man die Kinder fragen, an was sie sich noch am besten erinnern können. Zum Abschied wird noch einmal länger gespielt (die Kinder dürfen sich ein Spiel aussuchen).

Eltern

- Zusammenfassung der Kinderstunde:
  Dabei werden die Kinder mit einbezogen.
- Austausch der Eltern über die Erfahrungen mit den Hausaufgaben der letzten Stunde (Umgang mit Traurigsein beim Kind), angeleitet durch die Therapeutinnen.

Materialien für die Kinderstunde

1. Namensschilder „Kevin“, „Peter“, „Lehrer“
2. Kopiervorlage A (Seite 1-3): Bildergeschichte zum Wütendsein

Materialien für die Elternstunde

keine

Hinweise zur Durchführung

Es sollte nicht zu lange verweilt werden bei der Erklärung der Bildergeschichte, sondern die konkrete Einübung in Rollenspielen angegangen werden. Zu diesen Rollenspielen können auch von den Kindern geschilderte Wutsituationen herangezogen werden.

A: Kopiervorlage Bildergeschichte zum Wütendsein (Seite 1)

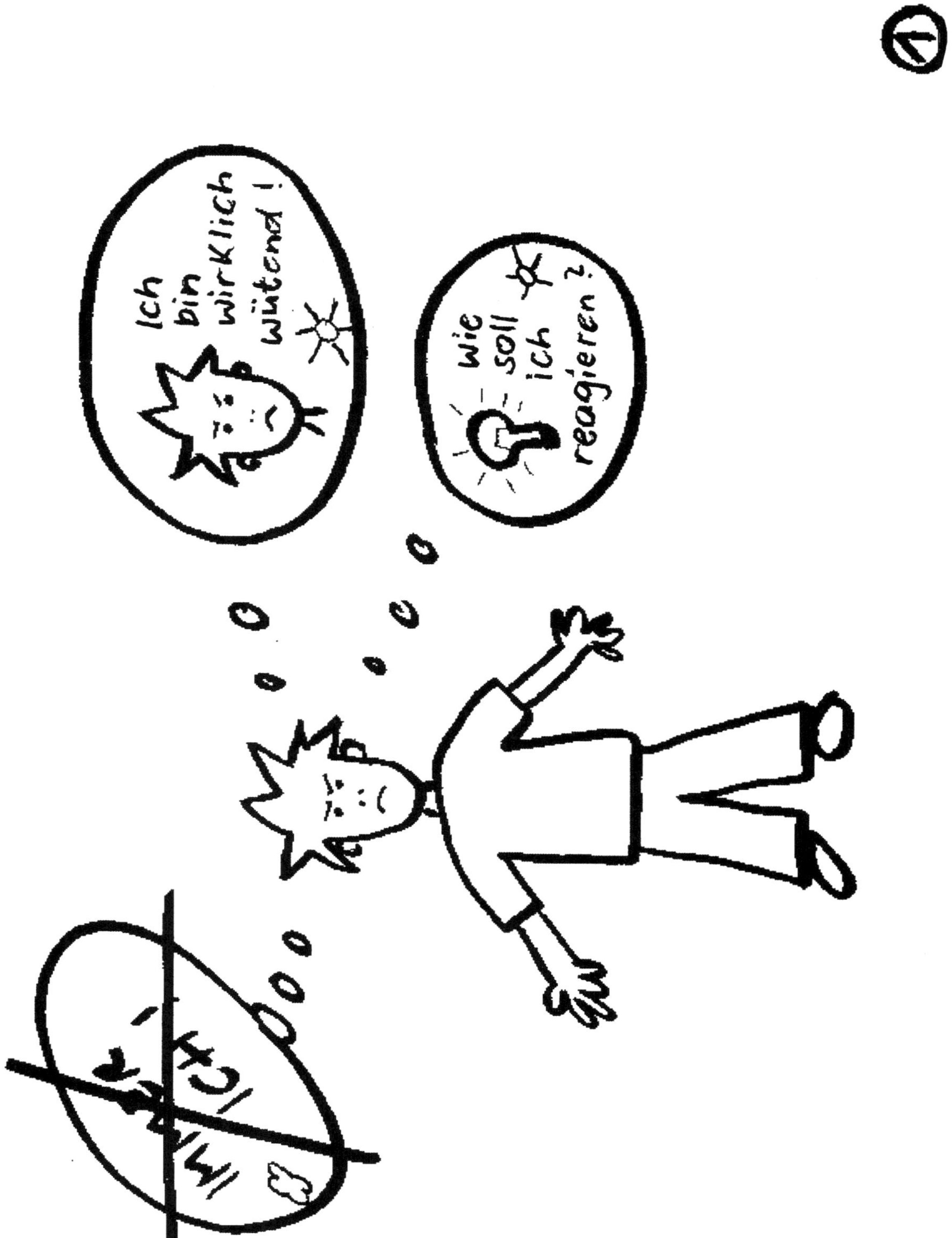

A: Kopiervorlage Bildergeschichte zum Wütendsein (Seite 2)

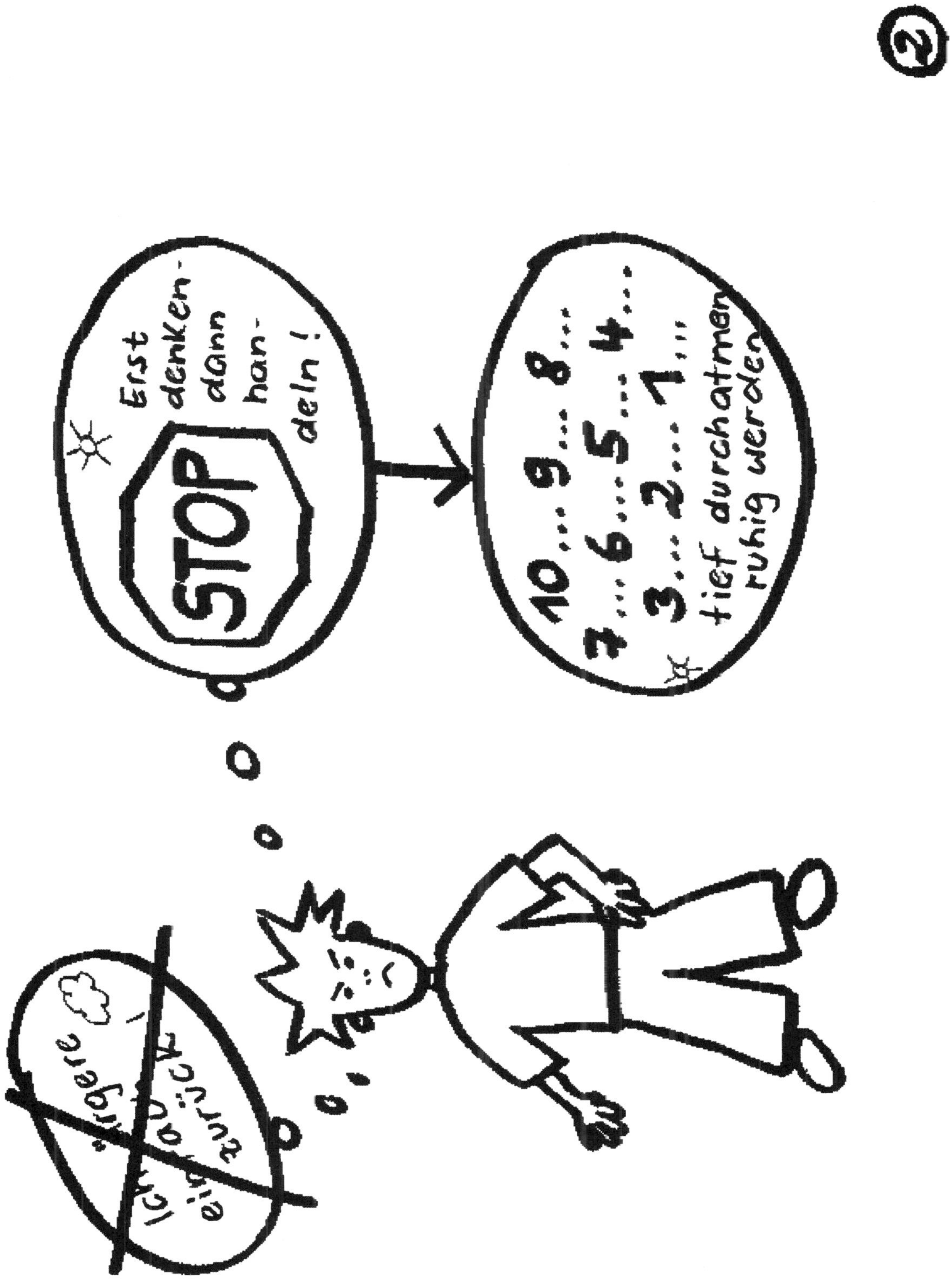
2
STOP
Erst denken - dann han- deln!
10... 9... 8... 7... 6... 5... 4... 3... 2... 1...
tief durchatmen ruhig werden

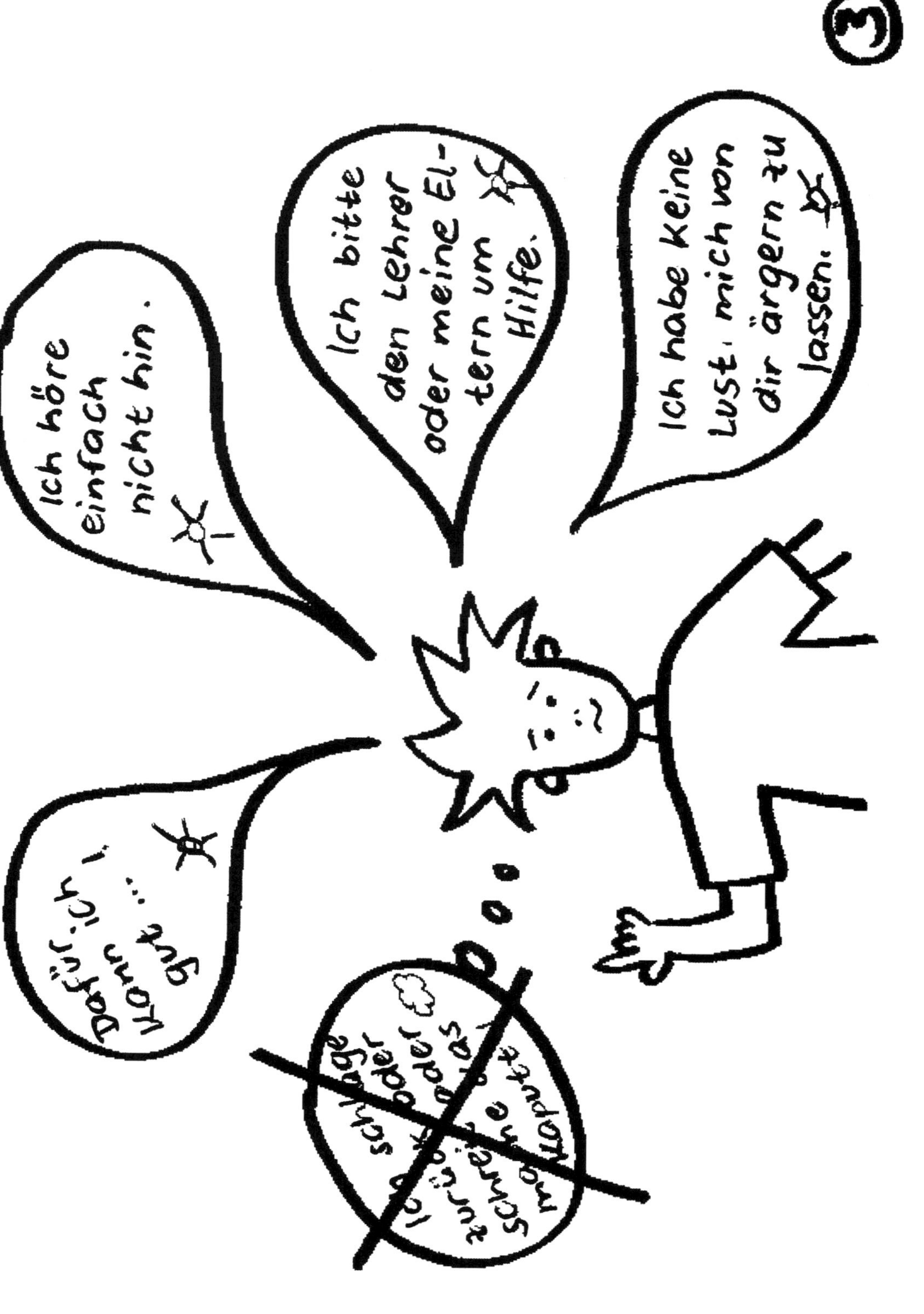
3
Ich höre einfach nicht hin.
Ich bitte den Lehrer oder meine Eltern um Hilfe.
Ich habe keine Lust, mich von dir ärgern zu lassen.
Dafür,ich kann ich gut ...!
Ich schlage zurück oder schreie oder mache etwas kaputt

Erster Elternabend

1. Begrüßung

Begrüßung. Die Therapeutinnen stellen sich kurz vor.

2. Vorstellungsrunde

Die Ehepaare untereinander bearbeiten maximal 3 Minuten lang folgende Fragen (auf vorbereiteten Zetteln, Anhang 1):

- Name des Kindes, Alter und Klasse
- Warum ist das Kind in der Gruppe?
- Was sind besondere Stärken des Kindes?
- Erwartungen der Eltern an die Gruppe?

Die Antworten werden dann in der Runde vorgestellt. Es hat sich bewährt, die Antworten der Eltern kurz mitzunotieren.

3. Einleitung

Die Eltern werden darauf hingewiesen, dass am heutigen Elternabend die Grundlagen zum unsicheren und ängstlichen Verhalten Thema sind, die Praxis folgt in den nächsten Wochen. Folgende Analogie kann benutzt werden: bevor man ein Auto steuern darf, muss man erst die Theorie kennenlernen. Die Teilnehmer werden ausdrücklich ermuntert, Fragen zu stellen und nachzuhaken, sollte ihnen etwas unklar sein.

4. Imaginationsübung

Den Eltern wird eine Übung angekündigt, in der es darum geht, sich für einen Tag lang in ihr Kind hineinzuversetzen. Sie sollen versuchen, sich die alltägliche Umwelt und die negativen und positiven Erfahrungen ihres Kindes vorzustellen.

„Die Übung setzt sich aus einer kleinen Einstimmung und der eigentlichen Vorstellungsübung zusammen. Versuchen Sie einfach, sich soweit darauf einzulassen, wie es Ihnen möglich ist.

Setzen Sie sich möglichst bequem auf Ihren Stuhl.

Wenn Sie bequem sitzen, schließen Sie dann langsam die Augen.

Richten Sie die Aufmerksamkeit nach innen und spüren Sie, was in Ihrem Körper gerade passiert.

Spüren Sie, wo Sie entspannt sind und wo Sie vielleicht noch nicht entspannt sind. Versuchen Sie vielleicht, eine noch entspanntere Körperhaltung zu finden.

Achten Sie jetzt auf Ihren Atem. Spüren Sie, wie die Luft durch die Nase oder den Mund einströmt. Fühlen Sie, wie sie durch den Hals in die Brust und in den Bauch geht.

Stellen Sie sich jetzt vor, Sie sind das Kind, dessentwegen Sie hier in der Gruppe sind. Versetzen Sie sich immer mehr in Ihr Kind hinein.

Wenn Ihnen das immer mehr gelingt ... weißt du und kannst es vielleicht auch hören, wie du von deinen Eltern beim Namen gerufen wirst.

Du kennst dein Alter. Du weißt, wie du aussiehst. Du weißt, in welche Klasse du gehst.

Erinnere dich an die Tage der letzten Woche. Versuch, dir jetzt einen Morgen in dieser Zeit vorzustellen. Du wirst geweckt oder wachst vielleicht selbst auf.

Du erlebst, was alles passiert, bis du in die Schule gehst. Du hörst, was Mutter und Vater häufig zu dir sagen. Du hörst auch den Tonfall und vielleicht auch die Lautstärke dabei.

Vielleicht löst dies auch Gefühle in dir aus. Vielleicht gehen dir auch bestimmte Gedanken durch den Kopf.

Wenn du das morgendliche Geschehen durchlebt hast, mach einen kleinen Zeitsprung und versetz dich in den Unterricht.
Du erlebst, wie es dir im Unterricht geht. Du erlebst, wie du dich im Unterricht verhältst. Du hörst, was andere Kinder zu dir sagen. Und du hörst auch, was der Lehrer häufig zu dir sagt. Wie sich ihr Tonfall und ihre Lautstärke dabei anhören. Du denkst an Erfolge und Misserfolge in der Schule.
Vielleicht löst dies alles in dir ein bestimmtes Gefühl aus oder vielleicht sogar mehrere. Vielleicht gehen dir auch bestimmte Gedanken durch den Kopf.
Wenn du dies alles wieder durchlebt hast, mach wieder einen kleinen Zeitsprung und versetz dich in die Zeit am Nachmittag. Du musst vielleicht Hausaufgaben machen oder hast vielleicht auch Freizeit. Vielleicht triffst du dich mit anderen Kindern.
Du erlebst, was dir schwer fällt. Du erlebst, was dir immer wieder passiert. Du erlebst noch einmal, wie du dich häufig verhältst. Und immer wieder gibt es auch schwierige Situationen für dich, Situationen, in denen du Angst hast.
Du hörst, was deine Mutter oder dein Vater in solchen Situationen häufig zu dir sagen und wie sie dabei aussehen.
Vielleicht löst dies alles in dir wieder bestimmte Gefühle aus. Vielleicht gehen dir auch wieder bestimmte Gedanken durch den Kopf...
...Wenn Sie dies alles an der Stelle Ihres Kindes durchlebt haben, kehren Sie langsam wieder in Ihre eigene Person zurück.
Kommen Sie langsam wieder zurück in diesen Raum. Öffnen Sie langsam die Augen und dehnen und strecken sich vielleicht, wenn Ihnen danach ist."
(nach: Oehler et al., 2001)
Nach der Imaginationsübung wird gemeinsam überlegt, wer sich wie in sein Kind hineinversetzen konnte und welche Erfahrungen man dabei gemacht hat. Leitfragen: „Was haben Sie gesehen/gehört/gedacht?"

5. Störungsmodell für unsicheres und ängstliches Verhalten

Den Eltern soll das folgende Störungsmodell vermittelt werden (aus dem Handout):

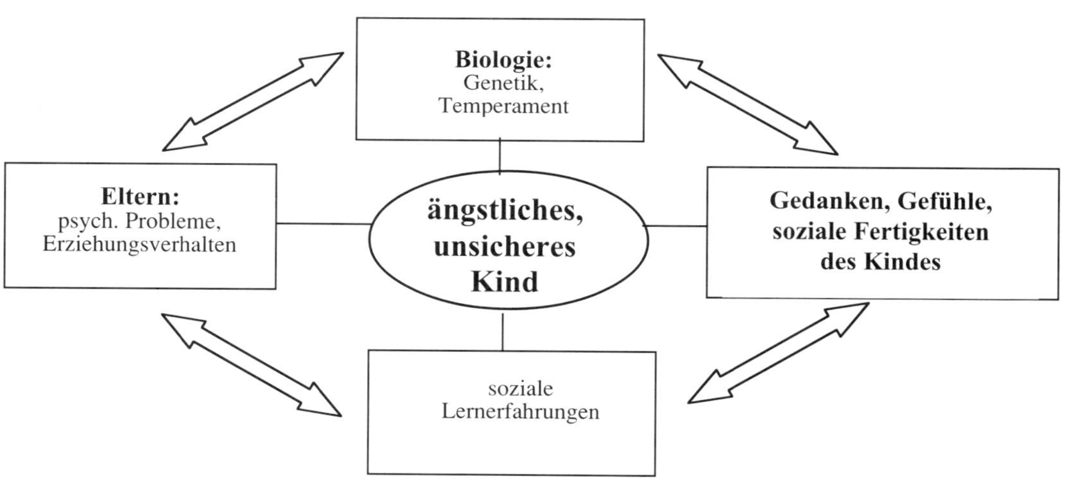

Dieses Modell soll gemeinsam mit den Eltern in der Großgruppe erarbeitet werden. Als erstes wird die Abbildung eines ängstlichen Kindes auf die Mitte eines Plakates geheftet. Dann wird gemeinsam überlegt, welche Einflussfaktoren eine Rolle spielen. Diese werden notiert und um das Kind herum angeordnet. Fehlende Faktoren werden mittels Hilfestellungen von den Therapeutinnen ergänzt. Wissenschaftliche Ergebnisse können kurz und verständlich dazu erläutert werden.

Abschließend soll erarbeitet werden, auf welche Beziehungen innerhalb dieses Modells sich das Training bezieht: die „Gedanken, Gefühle, sozialen Fertigkeiten“ werden mit den Kindern bearbeitet, das „Erziehungsverhalten“ mit den Eltern.

6. Negativer Kreislauf

Im „Negativen Kreislauf“ soll zum ersten Mal die Interaktion zwischen Kind und Elternteil genauer beleuchtet werden: wie entsteht ängstliches Verhalten bzw. durch welches Verhalten hält man es aufrecht? Den Eltern wird dazu das folgende Beispiel erläutert (Anhang 2). Dazu werden die einzelnen Schritte des Kreislaufes nacheinander auf den Boden gelegt / an die Wand geheftet (einzelne Schritte auf A4 kopieren).

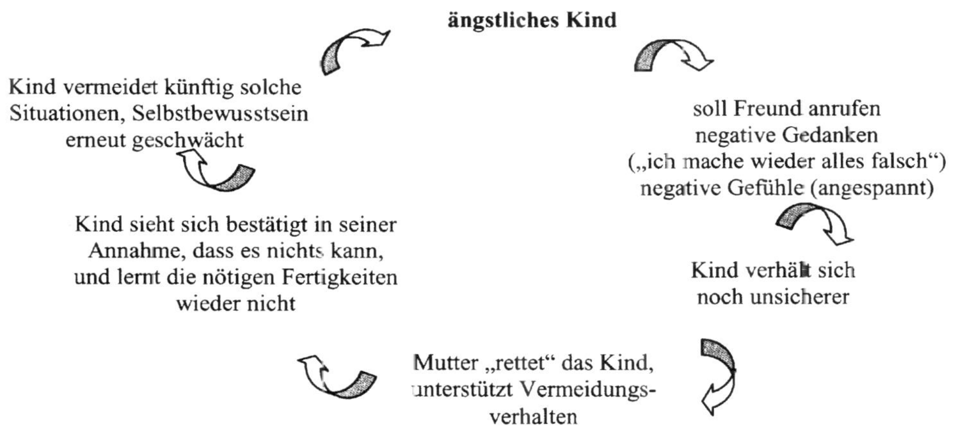

Folgende „Erziehungsfallen“ sollten thematisiert werden: Überbehüten (siehe Mutter im Beispiel), dem Kind Lösungen fertig vorgeben, Überfordern, zu wenig Lob, zu viel Kritik.

7. Übung zum negativen Kreislauf

Es werden zwei Gruppen gemacht (Ehepaare bitte „getrennt“). Die eine Gruppe soll einen negativen Kreislauf erstellen, die andere einen positiven anhand des folgenden Beispiels (Anhang 3): das Kind soll allein beim Bäcker um die Ecke 6 Brötchen kaufen. Die Kreisläufe werden in der Großgruppe vorgestellt und im Hinblick auf die unter Punkt 6 genannten „Erziehungsfallen“ diskutiert.

8. Blitzlicht

Kurze (!) und spontane Runde (einschl. der Therapeutinnen): Was hat mich an diesem Abend besonders angesprochen?

9. Hausaufgabe

Die Eltern erhalten die folgende Hausaufgabe: sie sollen einen negativen Kreislauf zwischen sich selbst und ihrem Kind beobachten und aufzeichnen (Vater und Mutter getrennt, Anhang 4).
Außerdem soll zum Einheften der Kursmaterialien eine Ringmappe mit Registern bis zur ersten Kinderstunde besorgt werden.

10. Handout

Die Eltern bekommen das Handout als Zusammenfassung.

Materialien
Plakat, mehrere Zettel Größe DIN A5, Eddings, Stifte für die Eltern, Kreppband, Schere, Kopien der Materialien im Anhang für jedes Ehepaar, Handout für jedes Ehepaar (am Ende der Elternabende als Kopiervorlage)

Erfahrungen
Generell gilt: die meisten Eltern sind zu Beginn etwas aufgeregt oder angespannt, die Therapeutinnen sollten deshalb einen möglichst „entspannten" Ton anschlagen und die Dinge humorvoll angehen. Es gibt häufig Eltern, die immer wieder relativ ausführlich über ihre speziellen Probleme sprechen wollen oder „sofortige" Lösungen verlangen, hier sollten die Therapeutinnen emphatisch, aber deutlich intervenieren im Interesse der anderen Teilnehmer, auch auf die begrenzte Zeit verweisen und noch einmal verdeutlichen, dass dies erst der Anfang des Trainings ist und viele Dinge noch angesprochen werden. Bei schweren Problemen verweisen wir auch auf die Möglichkeit zusätzlicher einzeltherapeutischer Gespräche. Es ist wichtig, alle Eltern einzubeziehen (z.B. auch durch behutsames direktes Ansprechen). Von den Eltern geschilderte Beispiele sollten immer wieder aufgenommen werden. Insgesamt sollte man konkret und alltagsnah bleiben und die Eltern ermutigen und entlasten (keine Schuldzuweisungen!).
Die Erwartungen der Eltern an die Gruppe sind meist realistisch, wenn auch relativ unspezifisch („selbstbewusster werden"). Überzogene Erwartungen sollte man vorsichtig und nett „korrigieren" („wir vollbringen keine Wunder").
Manche Eltern finden tatsächlich keine Stärken ihres Kindes. Die Therapeutinnen sollten negative Äußerungen sofort unterbrechen und auf der Schilderung von positiven Eigenschaften beharren, evtl. auch Hilfestellungen geben. Diese Probleme sind natürlich Hinweise auf eine bereits relativ negative Eltern-Kind-Beziehung und sollten in den weiteren Stunden weiter angegangen werden.
Die Imaginationsübung bereitet Vätern bisweilen Schwierigkeiten, man sollte hier nicht auf Rückmeldung bestehen, da die Übung ja auch als Entspannung gedacht ist.
Hier ein Beispiel eines erarbeiteten Störungsmodells:

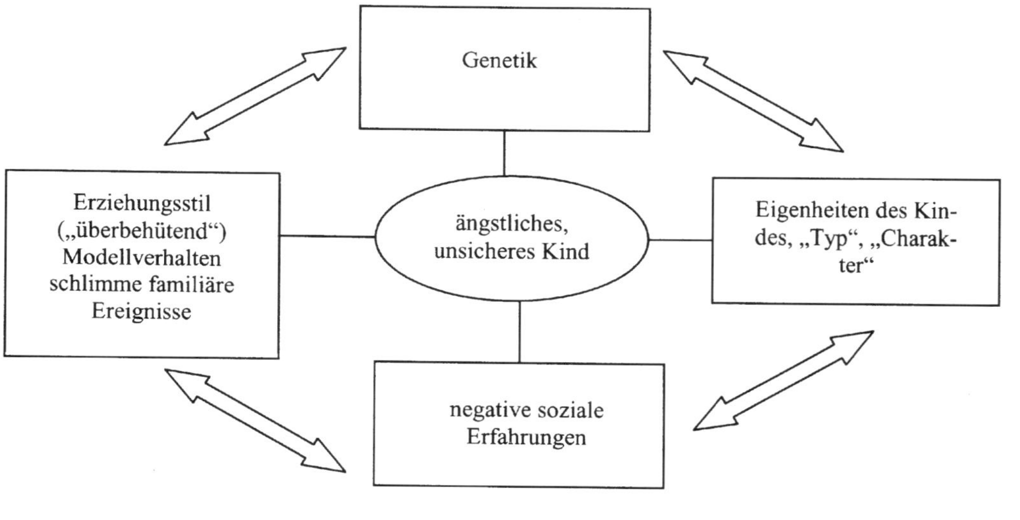

Die Kreisläufe bewältigen die Eltern im Allgemeinen gut; beim positiven Kreislauf kann als Hilfestellung gegeben werden, dass das Zielverhalten vielleicht erst schrittweise erreicht werden kann (Erwartungen nicht zu hoch setzen, Eltern leisten sinnvolle Hilfestellungen). Das Blitzlicht sollte kurz gehalten werden. Die meisten Eltern äußern hier Erleichterung darüber, dass andere Familien ähnliche Probleme haben.

- Name meines/unseres Kindes, Alter und Klasse
- Warum ist mein/unser Kind in der Gruppe?
- Was sind besondere Stärken meines/unseres Kindes?
- Was sind meine/unsere Erwartungen an die Gruppe?

- Name meines/unseres Kindes, Alter und Klasse
- Warum ist mein/unser Kind in der Gruppe?
- Was sind besondere Stärken meines/unseres Kindes?
- Was sind meine/unsere Erwartungen an die Gruppe?

Teufelskreislauf:

(1) ängstliches, unsicheres Kind

(2) soll Freund anrufen negative Gedanken („ich mache wieder alles falsch“), negative Gefühle (angespannt, ängstlich)

(3) Kind fängt an zu weinen, weigert sich

(4) Mutter „rettet“ das Kind, ruft an (unterstützt Vermeidungsverhalten)

(5) Kind sieht sich bestätigt in seiner Annahme, dass es nichts kann, und lernt die nötigen Fertigkeiten wieder nicht

(6) Kind vermeidet weiter solche Situationen, Selbstbewusstsein erneut geschwächt

Teufelskreislauf:

(1) ängstliches, unsicheres Kind

(2) soll Freund anrufen negative Gedanken („ich mache wieder alles falsch“), negative Gefühle (angespannt, ängstlich)

(3) Kind fängt an zu weinen, weigert sich

(4) Mutter „rettet“ das Kind, ruft an (unterstützt Vermeidungsverhalten)

(5) Kind sieht sich bestätigt in seiner Annahme, dass es nichts kann, und lernt die nötigen Fertigkeiten wieder nicht

(6) Kind vermeidet weiter solche Situationen, Selbstbewusstsein erneut geschwächt

Anhang 3 - Erster Elternabend

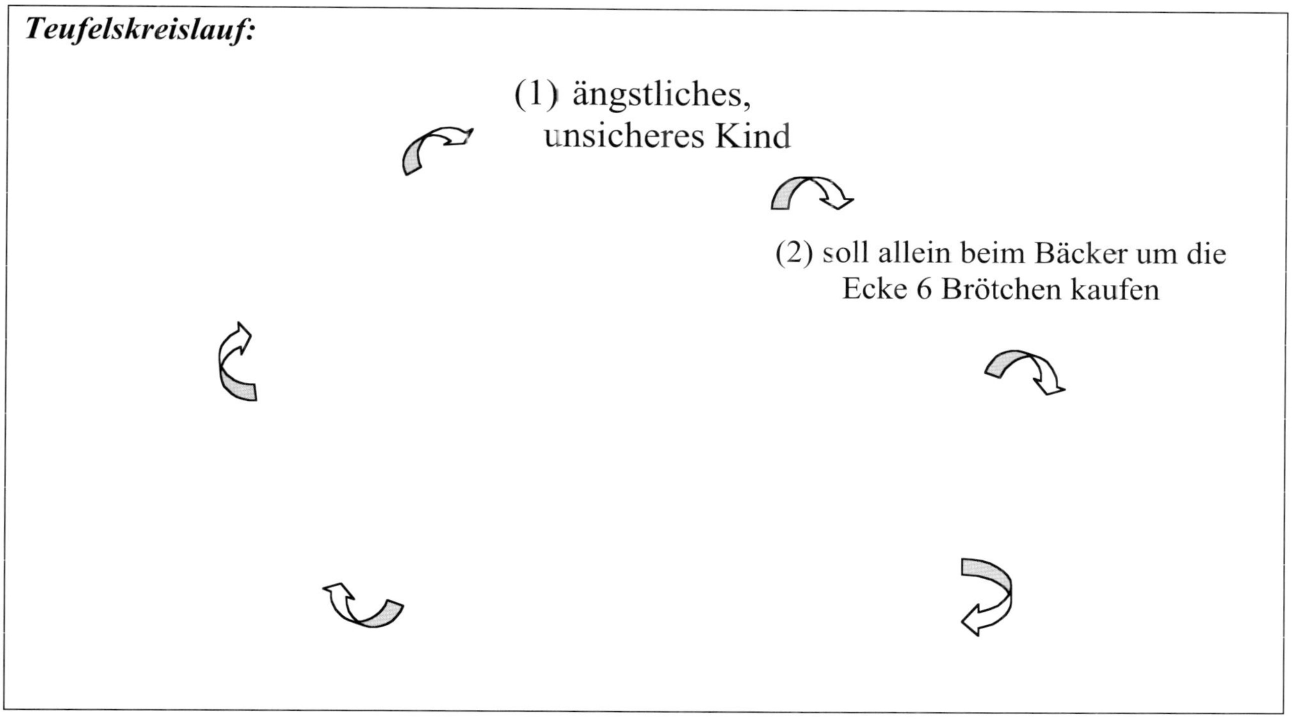

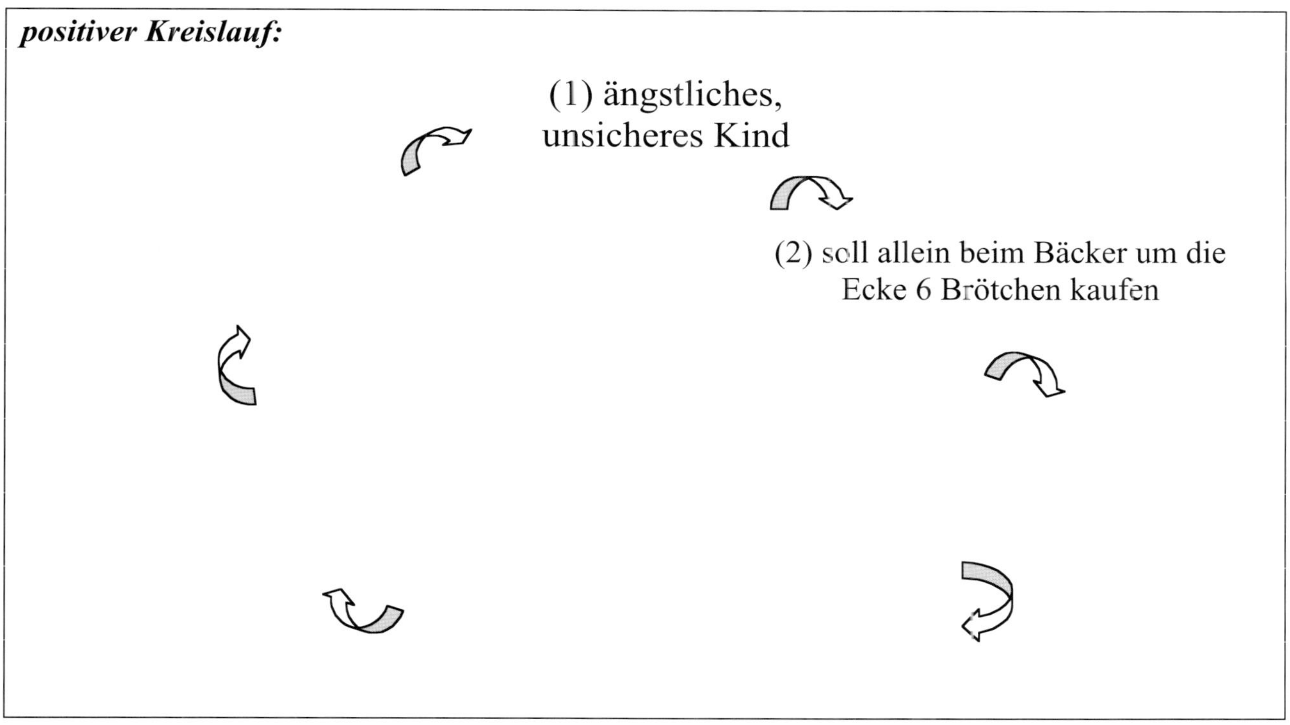

Vater

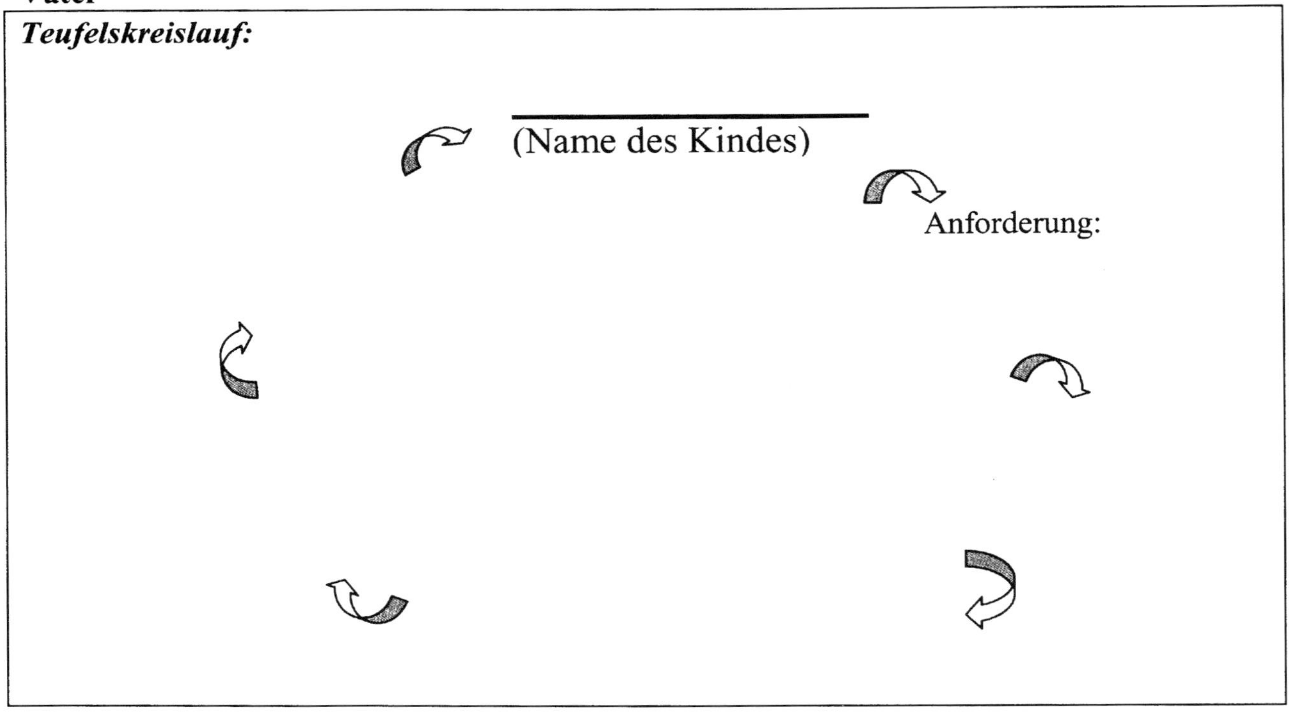

Mutter

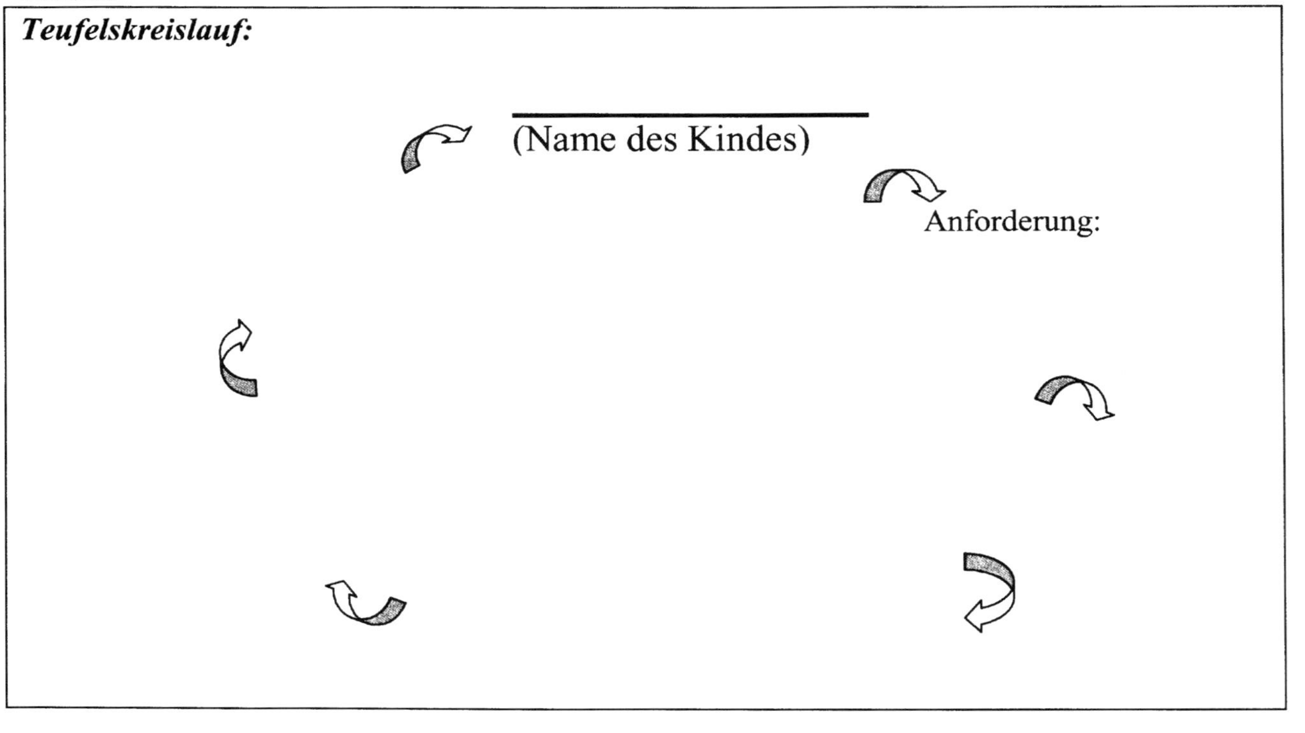

Zweiter Elternabend

1. Begrüßung

2. Rollenspiel

- Den Eltern wird ein Rollenspiel angekündigt als Einführung für den heutigen Abend; das grundsätzliche Vorgehen bei einem Rollenspiel wird erläutert.
- Folgende Situation wird von den Therapeutinnen vorgegeben:
  „Stellen Sie sich vor, Ihr Kind hat nachmittags Langeweile und möchte einen Freund anrufen, fürchtet sich aber, den Anruf selbst zu machen. Sie versuchen zunächst, Ihr Kind zu ermutigen (z.B. „Probiers doch einfach mal, du wirst das schon schaffen“). Trotz mehrfacher Aufforderungen Ihrerseits mach das Kind aber keine Anstalten, den Anruf zu machen, sondern wird zunehmend weinerlich. Die Situation eskaliert, Sie verlieren die Nerven.“
  Zwei Freiwillige werden gebeten, die Rollen von Mutter bzw. Vater und Kind zu übernehmen (entsprechende Namensschilder werden ihnen angeheftet) und die Situation zu spielen.
- Auswertung: Den Spielern wird gedankt. Die beiden Spieler berichten, wie sie sich in ihren Rollen gefühlt und was sie gedacht haben. Dann können sich auch die anderen Eltern äußern (sowohl zur Situation des Kindes als auch des Elternteils).

3. Übung: hilfreiche und wenig hilfreiche Reaktionen

Die Eltern teilen sich in Kleingruppen von je zwei Personen auf (Ehepaare bitte „getrennt“) und bearbeiten folgende Fragen: welche Verhaltensweisen der Eltern den Kindern gegenüber haben sich bewährt und welche machen schwierige Situationen eher schlimmer? Die Antworten werden auf Kärtchen notiert. Überlegt werden soll im Hinblick auf Situationen, in denen man zu ungeduldigen oder aber überbehütenden Reaktionen neigt bzw. nicht weiß, wie man reagieren soll. Hier sollte man noch einmal auf die „Teufelskreisläufe“ des ersten Elternabends verweisen.
Die gemeinsame Auswertung erfolgt dann im Plenum, die Kärtchen werden auf zwei Plakate („was hat sich bewährt?“, „was macht es schwieriger?“) geheftet. Die Therapeutinnen können wichtige Punkte behutsam ergänzen (Beispiele siehe Anhang).

4. Punkteplan

Zu wissen, was die richtige/angemessene Reaktion ist und sie wirklich auszuführen, sind zwei Paar Stiefel und erfordert bei Eltern genau wie bei Kindern auch viel Übung. Diese muss täglich stattfinden und in kleinen Schritten, sonst ist man schnell entmutigt. Von beiden Eltern gemeinsam wird deshalb in dieser Übung ein individueller Punkteplan für ihr Kind erstellt, der sich auf ängstliche bzw. unsichere Verhaltensweisen des Kindes beziehen soll:

(a) Aktueller Ist-Stand:
Jedes Elternpaar soll notieren (s. Anhang), welches konkrete „Fehlverhalten“ des Kindes man gerne angehen möchte. Es sollte ein Verhalten sein, dass relativ häufig auftritt (am besten täglich). Das Verhalten soll konkret beschrieben werden, ebenso die Situation, in der es auftritt. Zum besseren Verständnis wird das Beispiel auf dem Elternblatt gemeinsam besprochen. Nachdem die Eltern den Ist-Stand erarbeitet haben, wird dieser im Plenum vorgetragen und ggf. von den Therapeutinnen korrigiert.

(b) Wünschenswertes Ziel:
Dann soll jedes Paar überlegen und aufschreiben (s. Anhang), wie das „ideale Verhalten“ in einer solchen Situation aussehen würde („wenn eine Fee käme ... wie würde das Kind sich plötzlich verhalten?“). Dabei interessiert nicht, ob dieses wünschenswerte Verhalten realisierbar ist oder nicht.

(c) Realistisches Ziel:
Dann wird für jedes Kind überlegt, was ein realistisches Ziel sein könnte (notieren, s. Anhang). Die Therapeutinnen erläutern dies an dem bereits angeführten Beispiel.

(d) Stufen zum Ziel:
Die Partner erarbeiten gemeinsam, in welchen kleinen Schritten das Ziel erreichbar sein könnte. Die Therapeutinnen erläutern auch dieses Vorgehen an einem Beispiel und helfen den Ehepaaren bei diesen „Stufen“. Anschließend gegenseitige Vorstellung der Stufen im Plenum.

(e) Punkteplan:
Für jedes gezeigte Zielverhalten (zunächst Stufe 1) bekommt das Kind einen Punkt, den die Eltern vergeben und auf einem Blatt gemeinsam mit dem Kind eintragen (s. Anhang). Festgelegt wird: *wie oft* muss ich das Zielverhalten zeigen, um *welche* Belohnung zu erhalten? Auch dies wird festgehalten. Mit den Kindern wird dieser Plan zuhause genau besprochen. Den Eltern werden folgende Materialien als Hilfen an die Hand gegeben: Blatt „Punkteplan“, „Erläuterungen zum Punkteplan“.

Materialien
Namensschilder „Mama“, „Papa“, „Kind“, Kugelschreiber, Edding, zwei Plakate, ca. 30 buntfarbige Kärtchen DIN A6, Vorlagen im Anhang in der Reihenfolge der Erwähnung im Text für jedes Ehepaar

Erfahrungen
Viele Eltern möchten zunächst nicht an einem Rollenspiel teilnehmen. Gegebenenfalls kann eine der beiden Rollen von einer der Therapeutinnen übernommen werden, um den Eltern Berührungsängste zu nehmen.
Die Übung 3 bringt viel Dynamik und ermöglicht allen Eltern eigene Beiträge. Am Ende des Anhanges ist eine Liste mit den häufigsten Ideen der Eltern.
Der Punkteplan ist für die meisten Eltern sehr schwierig. Das Verhalten des Kindes wird oft nur pauschal und ungenau beschrieben („zu wenig selbstbewusst“), die Ziele werden zu hoch gesetzt („soll keine Angst mehr haben“), die einzelnen Stufen zum Zielverhalten können nur schwer benannt werden. Hier ist deshalb die aktive Steuerung durch die Therapeutinnen unbedingt erforderlich, da der Erfolg eines Punkteplanes mit seiner richtigen Durchführung steht und fällt. Wegen der hohen Komorbidität in unseren Gruppen von Angst- mit Aufmerksamkeitsstörungen wählen Eltern immer wieder oppositionelle Verhaltensweisen des Kindes als Zielverhalten aus; hier ist im Einzelfall abzuwägen, welche Verhaltensweisen in der Familie am wichtigsten sind.

1. Ist-Verhalten - bitte so konkret wie möglich beschreiben -

Beispiel 1: Mein Kind traut sich nicht, alleine ein Brot kaufen zu gehen.
Beispiel 2: Mein Kind kann abends nicht alleine einschlafen, es muss sich immer jemand dazu legen.

2. Wünschenswertes Verhalten

Beispiel 1: Mein Kind kann selbständig in jedem Geschäft einkaufen.
Beispiel 2: Mein Kind kann immer alleine einschlafen.

3. Realistisches Zielverhalten

Beschreiben Sie das realistische Ziel, das Sie mit Ihrem Kind in den nächsten 2-3 Wochen erreichen möchten. Fangen Sie mit kleinen Schritten an, von denen Sie denken, dass Ihr Kind sie auch schaffen kann. Das Verhalten wird dann nach und nach gesteigert werden. Beispiele sind zur Orientierung vorgegeben. Wenn Sie sich unsicher sind, fragen Sie bitte nach.

Beispiel 1: Wir begleiten unser Kind zum Bäcker. Aufgabe des Kindes ist es, Guten Tag zu sagen und die Bestellung zu machen, die auf einem Zettel notiert ist.

Beispiel 2: Die Zeit, in der sich jemand ins Bett dazu legt, wird auf zunächst 15 Minuten begrenzt (Vorlesen und Kuscheln).

In Situationen, in denen ich geduldig reagieren müsste....
In Situationen, in denen ich nicht weiß, welche Reaktion richtig wäre....

.....was hat sich bewährt?	.....was hat die Situation nur schlimmer gemacht?
Konsequenz, feste Regeln, „Linie haben“, klare Vereinbarungen, sinnvolle Strafen, „Ton macht die Musik“, gelassen bleiben, aus eskalierenden Situationen rausgehen, verständliche Anweisungen, keine Diskussionen, konkretes Ziel vorgeben und belohnen, Einigkeit der Eltern, Gefühle äußern, sich entschuldigen und um Hilfe bitten, Kontrolle verbunden mit Lob, vorausplanen und damit schwierige Situationen möglichst verhindern, Zeitplan machen, mit Partner Situationen reflektieren und neue Lösungen finden, Aufgaben bei Überlastung delegieren, irrationale Gedanken ausmerzen, ehrlich sein, sich Hilfe suchen, schwierige Situationen vorher mit dem Kind üben, erst tief durchatmen, sich selbst was gutes tun, Familienregeln vereinbaren, kleine Schritte machen, realistische Ziele, Kind motivieren, dem Kind nicht alles abnehmen, sich sagen: keiner ist perfekt, auf Trainingsmaterialien zurückgreifen	Kind abwerten, Drohungen, Aufforderungen 10x wiederholen, explodieren, nervös reagieren, Hektik, keine Konsequenz, keine Kontrolle, Reinsteigern, Desinteresse, Diskutieren, Nachgeben, schwierige Situationen vermeiden wollen, selber ängstlich reagieren, Mama sagt „Hü“ und Papa sagt „Hott“, Großeltern geben nach, Kind mit hohen Erwartungen überfordern, alles schwierige für das Kind erledigen, mit anderen vergleichen

Punkteplan für die Woche vom __________ *bis* ________

konkretes Ziel-verhalten	Montag	Dienstag	Mittwoch	Donners-tag	Freitag	Samstag	Sonntag
1.							
2.							
3.							

konkretes Zielverhalten:

1.____

2.____

3.____

Belohnungen:

Für_______ Punkte____________________________________

Für_______ Punkte____________________________________

Für_______ Punkte____________________________________

Beispiel für einen Punkteplan

Punkteplan für die Woche vom 20.1.01 bis 27.1.01

konkretes Ziel-verhalten	Montag	Dienstag	Mittwoch	Donnerstag	Freitag	Samstag	Sonntag
1. Peter & Mama gehen zum Bäcker, Peter geht allein hinein, sagt Guten Tag & kauft ein Brot.		●	-	●	●		-

Belohnungen:

Für 2 Punkte: Papa spielt mit Peter am Samstag 15 Minuten Mau-Mau.

Für 3 Punkte: Peter darf am Wochenende 20 Minuten mehr Gameboy spielen.

Für 4 Punkte: Am Samstag abend machen alle zusammen einen Spieleabend.

Erläuterungen:

• = Verhalten hat geklappt

- = Situation hat sich nicht ergeben (z.B. es musste nichts eingekauft werden)

wo nichts steht, hat das Verhalten nicht geklappt

Erläuterungen zum Punkteplan

Der Erfolg eines Punkteplanes hängt in erster Linie von der richtigen Anwendung ab. Wir haben deshalb für Sie noch einmal die wichtigsten Schritte und die häufigsten „Fallen" anhand von Beispielen zusammengefasst. Die Beispiele sind mit einem Ausrufezeichen gekennzeichnet.

Grundsätzlich:

Der Punkteplan dient als besondere Motivation für das Kind, ein neues oder bisher nicht gezeigtes Verhalten zu zeigen. Den Eltern verlangt er viel Aufmerksamkeit und vor allem Konsequenz ab. Ziel ist es, ein Verhalten so zu etablieren innerhalb der Familie, dass nach einigen Wochen keine Belohnungen mehr nötig sind.

! Wenn Mama am Ende der Woche feststellt: „Huch, wir haben ganz vergessen, auf das Verhalten zu achten", so wird auch das Kind den ganzen Plan nicht ernst nehmen und ist überfordert.

Auswahl des Problemverhaltens:

Erster Schritt ist die genaue Beschreibung eines häufig vorkommenden Problemverhaltens beim Kind. Das Problemverhalten sollte von den Eltern auch zu beobachten sein, also nicht in der Schule oder bei anderen Leuten auftreten.

<u>Genaue Beschreibung:</u> Das Verhalten des Kindes und die Situation, in der es auftritt, müssen konkret beschrieben werden.

! Zu ungenau wäre: „unser Kind ist zu ängstlich". Gut wäre stattdessen: „weil unser Kind Angst hat, abends allein im Bett zu bleiben, muss immer ein Elternteil mindestens eine halbe Stunde dabei bleiben".

<u>Häufiges Vorkommen:</u> für einen Punkteplan muss ein Verhalten gewählt werden, dass sehr häufig, am besten täglich, vorkommt.

Auswahl des Zielverhaltens:

Es ist noch kein Meister vor Himmel gefallen! Beim Zielverhalten ist das wichtigste: das Zielverhalten muss für das Kind tatsächlich machbar sein. Ziel ist, dass das Kind Erfolgserlebnisse hat, die es weiter motivieren, das neue Verhalten zu zeigen. Wenn das Ziel zu hoch ist, kommt es nur zu Frustrationen – bei Ihnen und beim Kind. Auch das Zielverhalten muss konkret beschrieben werden, damit das Kind genau weiß, was von ihm erwartet wird. Außerdem sollte es positiv formuliert werden.

<u>Machbarkeit:</u> Fangen Sie mit einem kleinen Schritt an, der Punkteplan kann ja nach und nach gesteigert werden. Überlegen Sie sich, ob das Kind auch wirklich fähig ist, das geforderte Verhalten zu zeigen.

! Schlecht ist: „du schläfst jetzt ab sofort immer allein ein!". Ein erster kleiner Schritt wäre: „Papa kommt mit, bleibt aber nur noch 15 Minuten dabei."

! Ein Kind soll seine Freundin allein anrufen (Zielverhalten). Damit ist es aber komplett überfordert, weil es das Telefonieren noch nie richtig geübt hat.

<u>Konkrete und positive Beschreibung:</u> Das Kind muss genau wissen, was von ihm verlangt wird. Eine positive Beschreibung ermuntert zu mehr Anstrengung.

! Ungünstig ist: „Ab sofort bleibt keiner mehr abends bei dir!“. Das klingt wie eine Drohung und macht die Angst des Kindes noch größer. Konkret und positiv formuliert hieße das: „Du schaffst es, nach 15 Minuten gute Nacht zu sagen und ruhig und allein einzuschlafen!“

! Negativ formuliert ist: „Du hast jetzt keine Angst mehr, allein zum Bäcker zugehen!“, positiv und konkret wäre: „Du schaffst es, zum Bäcker zu gehen, Guten Tag zu sagen und ein Brot zu kaufen!“.

Vergabe der Punkte:

Wenn das Kind das vorher gemeinsam vereinbarte Zielverhalten zeigt, wird auf dem Punkteplan gemeinsam ein Punkt (oder eine Sonne oder ein Smiley) eingetragen. Es ist Sache der Eltern, daran zu denken! Zusätzlich sollte das Kind natürlich noch gelobt werden (aber nicht belohnt – das folgt erst später).
Wird das Zielverhalten nicht erreicht, wird in den Punkteplan nichts eingetragen – auch darauf wird das Kind hingewiesen. Gleichzeitig wird es ermuntert, das Verhalten bei der nächsten Gelegenheit wieder zu zeigen.

Eintausch der Punkte gegen eine Belohnung:

Auf dem Punkteplan wird festgehalten, für wie viele Punkte es welche Belohnung gibt. Es gibt hier keine Faustregel, wie dies genau aussehen soll, weil es vom ausgewählten Problem- und Zielverhalten des Kindes abhängt. Grundsätzlich gilt auch hier, dass die Hürden zu Beginn möglichst niedrig gehalten werden sollten und dann langsam gesteigert werden können – je nach Erfolg des Punkteplanes.

! Da Jan sich schon lange sehr schwer tut, allein einzuschlafen, wird vereinbart, dass es in der ersten Woche schon eine Belohnung gibt, wenn er es schafft, dreimal nach 15 Minuten allein zu bleiben (bei sieben möglichen Gelegenheiten). Das klappt auch, so dass in der zweiten Woche vier Punkte nötig sind, um die Belohnung zu bekommen. In der folgenden Woche wird vereinbart, dass Papa nur noch 8 Minuten bei ihm bleibt.

! Sarah ist selbst sehr motiviert, allein zum Bäcker gehen zu können. Es wird vereinbart, dass sie am Wochenende mit Mama einen Kuchen backen darf, wenn sie es zweimal (von vier möglichen Gelegenheiten) schafft.

Auswahl der Belohnungen:

Für das Zeigen des Zielverhaltens soll das Kind belohnt werden (meist am Ende der Woche). Bitte berücksichtigen Sie:

a. Die Belohnung soll gemeinsam mit dem Kind vereinbart werden, d.h. das Kind soll ein Mitspracherecht haben – das erhöht die Motivation des Kindes
b. Die Belohnung soll natürlich angemessen sein, also weder zu klein noch zu groß.
c. Die Art der Belohnung hängt stark von den Vorlieben des Kindes ab, grundsätzlich sind aber „soziale“ Belohnungen besonders wünschenswert (z.B. ein gemeinsamer Kinobesuch, ein Spieleabend, ein kleiner Ausflug mit der Familie etc.)
d. Die Belohnung sollte für das Kind <u>nur</u> durch das Zeigen des Zielverhaltens erreichbar sein (also nicht nach dem Motto „na ja, wir machen sowieso jeden Samstag einen Spieleabend mit den Kindern“)

Dritter Elternabend

1. Begrüßung und Einstimmung

Eine der Therapeutinnen begrüßt die Eltern und kündigt einen kleinen Rückblick auf das Training aus Sicht der Therapeutinnen an:
„Vielleicht erinnern Sie sich, dass der erste Elternabend, als wir uns kennenlernten, mit einer Vorstellungsübung begann. Damals haben Sie versucht, sich in Ihr Kind hineinzuversetzen. Heute möchten wir diesen Elternabend mit einer kleinen Reise durch das Training beginnen. Diese Reise schildern wir aus unserer Sicht, nicht aus Sicht des Kindes oder der Eltern.
Setzen Sie sich bitte bequem hin, atmen Sie ruhig und entspannt, Sie können auch gerne die Augen schließen.
Die Reise beginnt mit der Überlegung, ein Training für ängstliche und unsichere Kinder anzubieten. Wie soll ein solches Training aussehen? Welche Inhalte sind wichtig? Was sind die Ziele?
Wir setzen uns zusammen. Für uns ist der wichtigste Gedanke: allein mit den Kindern zu arbeiten, wird wenig bringen. Die Eltern müssen mit ran. Elternabende soll es geben, zehn Stunden mit den Kindern, jeweils begleitet von Elternarbeit.
Die Reise schreitet fort, die Planungen werden konkreter und schließlich kann das Training beginnen. Es fängt mit einem Elternabend an. Die Eltern sollen sich und uns kennenlernen, schließlich ist eine vertrauensvolle Zusammenarbeit der wichtigste Grundstein. Und dann soll es ran an den Speck gehen: wie entsteht ängstliches, unsicheres Verhalten? Welche Rolle spielen Temperament, Erziehung, Vorbild der Eltern? Welche Kreisläufe spielen sich ab in Familien, negative und positive? Neben all der Theorie, dem Hinweisen auf Zusammenhänge, wollen wir aber auch Mut machen: Anregungen für Veränderungen geben, neues Verhalten der Eltern zu begleiten und zu unterstützen. Schließlich haben wir Leute vor uns, die bereit sind, sich auf neues Terrain zu wagen.
Dann freuen wir uns auf die Arbeit mit den Kindern. Auch ihnen wollen wir Mut machen, ihr Selbstbewusstsein stärken, den Blick weg von Defiziten auf ihre schon vorhandenen Stärken lenken. Sie sollen lernen, eigene Gefühle wahrzunehmen, sie aber auch bei anderen richtig zu erkennen. Freude, Angst, Traurigsein, Ärger gehören zum Leben, aber man muss lernen, mit ihnen richtig umzugehen. Je früher, desto besser, denken wir uns.
Im Training sollen die Kinder weiter erfahren, welchen Einfluss Gedanken auf Gefühle und auf das Handeln haben. Sie sollen negative durch positive Gedanken ersetzen. Das tut im übrigen auch Erwachsenen gut. In den begleitenden Elternsitzungen werden deshalb die Themen der Kinderstunden aufgegriffen. Es geht um das Selbstbild des Kindes, um den Blick auf positive Verhaltensweisen, um Ideen für das Etablieren neuer Verhaltensweisen. Und ganz wichtig ist uns der Austausch der Eltern untereinander, das Berichten über gemachte Erfahrungen, negative wie positive.
Mit den Kindern wird erarbeitet, wie man konkret mit schwierigen Situationen umgeht. So geht das Training schon seinem Ende entgegen: wir feiern eine kleine Abschiedsparty mit unseren kleinen Freunden, die wir während der Reise alle ins Herz geschlossen haben. Am Ende hoffen wir, ihnen vermittelt zu haben, dass eigenes Verhalten veränderbar ist, wenn Papa und Mama einen unterstützen.
Damit sind wir beim Ende dieser kleinen Reise durch das Training angekommen. Bitte kommen Sie zurück in diesen Raum und strecken Sie sich, wenn Ihnen danach zumute ist."

2. Fragen an die Eltern

Jedes Ehepaar für sich wird gebeten, im Hinblick auf das Training die folgenden Fragen schriftlich zu bearbeiten (siehe Kopiervorlage):

- Was hat mich am meisten berührt/interessiert/angeregt im Training hinsichtlich *meines Verhaltens als Elternteil?*
- Was hat mich am meisten berührt/interessiert/angeregt im Training hinsichtlich *meines Umganges mit dem Kind?*
- Was war wichtig *für mein Kind?*

Die Eltern berichten dann in der Gruppe über ihre Erfahrungen.
Dann bitten die Therapeutinnen um spontane Anregungen:

- Was hätte man anderes machen können, was hätte man sich sparen können, was hat gefehlt?

Die Antworten werden von den Therapeutinnen notiert und sollen sowohl zur (falls nötig) weiteren Therapieplanung als auch als Anregungen für weitere Trainingsdurchgänge dienen.

3. Zusammenfassende Übung: Strategien gegen die Angst

In Kleingruppen soll erarbeitet werden, welche Strategien gegen die Angst und Unsicherheit im Training erarbeitet worden sind. Dafür können die Eltern auch noch einmal einen Blick in die mitgebrachten Trainingsunterlagen werfen. Die Strategien werden auf Zettel notiert und auf einem Plakat gesammelt.

4. Rückmeldung an die Therapeutinnen

Die Eltern werden um eine kurze, konkrete Rückmeldung zu den Kinderstunden und den Elternabenden gebeten, um hier möglicherweise Verbesserungen vornehmen zu können (siehe Kopiervorlage).

5. Abschluss: Brief an sich selbst

Den Eltern wird erläutert, dass sie einen Brief an sich selbst schreiben, den wir ihnen in etwa vier Wochen zusenden werden (siehe Kopiervorlage). Der Brief soll sie an etwas erinnern, das ihnen jetzt wichtig ist und als Aufmunterung und Motivation dienen. Die Briefumschläge werden von den Eltern adressiert und ihnen nach etwa 4 Wochen zugesendet. Zum Schluss bedanken sich die Therapeutinnen bei den Eltern für ihre Teilnahme.

Materialien:
Vorlagen im Anhang in der Reihenfolge der Erwähnung im Text für jedes Ehepaar, 6 Briefumschläge, Zettel, Plakat

Erfahrungen:
Der Eingangstext soll nicht mit den Eltern reflektiert werden, sondern dient noch einmal als eine Art Zusammenfassung des Trainings und als Einstimmung auf den Abend.
Bei den „Fragen an die Eltern" sollte genug Zeit sein für die Schilderungen der Eltern (mindestens 45 Minuten). Diese Art der Reflektion motiviert die Eltern nach unserer Erfahrung noch einmal stark, ebenso der Brief am Schluss des Elternabends.
Die „Strategien" dienen als inhaltliche Zusammenfassung, um den Eltern noch einmal zu vermitteln, dass sie auch für zukünftige „schwierige Situationen" gewappnet sind. Bei diesen Strategien sollten auftauchen: Gefühle offen benennen, negative durch positive Gedanken ersetzen, soziale Fertigkeiten gezielt einüben, Handlungspläne entwerfen, Entspannungsübung, Angstsituationen nicht vermeiden, sondern langsam angehen, Fokus auf positive Verhaltensweisen des Kindes richten, weder überbehüten noch überfordern, Punkteplan, kleine Ziele anstreben, konsequent sein etc.

Was hat mich am meisten berührt/interessiert/angeregt?

1. ... im Hinblick auf mein Verhalten als Elternteil?

2. ...im Hinblick auf meinen Umgang mit dem Kind?

3. Was war wichtig für das Kind?

Trainingsbeurteilung

Wie würden Sie die Qualität des Trainings bewerten?

1	2	3	4	5	6	7
schlecht		ausreichend		gut		hervorragend

Haben Sie die Hilfe bekommen, die Sie erwartet haben?

1	2	3	4	5	6	7
nein, gar nicht		eher nicht		eher ja		ja, völlig

Waren die Leiterinnen fachlich kompetent?

1	2	3	4	5	6	7
nein, gar nicht		eher nicht		eher ja		ja, völlig

Fühlten Sie sich von den Leiterinnen ernstgenommen und unterstützt?

1	2	3	4	5	6	7
nein, gar nicht		eher nicht		eher ja		ja, völlig

Hat das Training den Bedürfnissen Ihres Kindes entsprochen?

1	2	3	4	5	6	7
nein, gar nicht		eher nicht		eher ja		ja, völlig

Hat das Programm Ihnen geholfen, besser mit dem Verhalten Ihres Kindes umzugehen?

1	2	3	4	5	6	7
nein, gar nicht		eher nicht		ja, ein wenig		ja, auf jeden Fall

Welche positiven Veränderungen haben Sie im Verhalten Ihres Kindes und in Ihrem eigenen Verhalten festgestellt?

____

____

____

____

____

____

____

Wie ist das Verhalten Ihres Kindes im Moment?

1	2	3	4	5	6	7
viel schlechter		etwas schlechter	wie vorher	etwas besser		viel besser

Wie zufrieden sind Sie mit den Fortschritten Ihres Kindes?

1	2	3	4	5	6	7
sehr unzufrieden		eher zufrieden	neutral	eher zufrieden		sehr zufrieden

Haben Sie noch Anmerkungen?

(nach Markie-Dadds, C., Turner, K.M.T., & Sanders, M.R. (1999). Triple-P: Gruppenarbeitsbuch für Eltern. Herausgeber der deutschen Ausgabe: PAG Institut für Psychologie AG. Münster: Verlag für Psychotherapie.)

Wenn ich diesen Brief lese, möchte ich an Folgendes erinnert werden:

Elterninformationen zum Gruppentraining für ängstliche und sozial unsichere Kinder

S. Maur-Lambert & A. Landgraf (2003)

Überblick

1. Was ist ängstliches und sozial unsicheres Verhalten bei Kindern?
2. Wie kann ängstliches und sozial unsicheres Verhalten erklärt werden?
   a. Biologische Faktoren: Vererbung, Temperament
   b. Umgebungsfaktoren: Gesundheitszustand der Eltern, Erziehungsverhalten, Lernen
   c. Faktoren beim Kind: Gedanken, Gefühle
   d. Andere Faktoren
   e. Störungsmodell und Teufelskreislauf
3. Was ist Gegenstand des Gruppentrainings?

1. Was ist ängstliches und sozial unsicheres Verhalten bei Kindern?

Ängste gehören zur normalen kindlichen Entwicklung. Sie können vom Kind mit der Hilfe seiner Eltern bewältigt werden. Tabelle 1 gibt einen Überblick über kindliche Ängste, wie sie häufig in verschiedenen Altersstufen vorkommen.

Alter	**Art der Ängste (Phobien)**
1 – 2	Angst vor fremden Menschen, fremden Gegenständen, lauten Geräuschen, Höhe
2 – 4	Angst vor Tieren, Dunkelheit, Alleinsein
4 – 6	Angst vor Fantasiegestalten (Gespenster, Monster), vor Naturereignissen
7 – 10	schulische Ängste (Versagen, schlechte Noten, Bewertung durch andere) Gesundheitsängste (Verletzungen, Krankheiten, Tod) gleichzeitig Abnahme der o.g. Ängste

Normalerweise muss man bei diesen Ängsten keine professionelle Hilfe in Anspruch nehmen. Das ist erst dann der Fall, wenn die Ängste so ausgeprägt sind, dass das Kind *in seinem Alltag eingeschränkt* wird und es zu einer Reihe von Folgeproblemen kommt. Dazu gehört, dass ängstliche Kinder häufig ein geringeres Selbstwertgefühl haben, nicht über altersgemäße soziale Fertigkeiten verfügen und deshalb in der Folge oft wenig Freunde haben. Weiterhin kann es wegen Leistungsängsten zu schulischen Problemen kommen. Zuhause richten die Eltern ihr Verhalten häufig nach den Ängsten des Kindes aus (z.B. darf es im Ehebett schlafen). Es kann eheliche Konflikten geben, weil man unterschiedliche Ansichten hat über den richtigen Umgang mit den Ängsten des Kindes. Und schließlich sorgen sich viele Eltern wegen der Zukunft ihres ängstlichen, unsicheren Kindes.

Übrigens leiden relativ viele Kinder unter Ängsten: bei etwa einem Viertel aller Kinder finden sich leichte Ängste und Schüchternheit, bei 5-10% behandlungsbedürftige Angststörungen. Häufig sind Angststörungen mit weiteren Problemen gekoppelt (z.B. Aufmerksamkeitsproblemen [„ADS"], Trotzverhalten zuhause).

Psychiater und Psychologen unterscheiden verschiedene Formen von Angststörungen. Im Alter zwischen 6-10 Jahren finden sich am häufigsten die folgenden Störungsbilder:

Phobien

Die Ängste in Tabelle 1 nennt man Phobien. Dies sind unangemessen starke Ängste, mit denen eine Person wiederholt auf ein Objekt oder eine Situation reagiert (z.B. Angst vor Hunden). Kennzeichnend ist, dass die betroffene Person diese Objekte oder Situationen meidet, um der Angst aus dem Weg zu gehen. Von einer wirklichen Phobie sollte man nur dann sprechen, wenn dieses Angst- und Vermeidungsverhalten zu großem Stress für die betroffene Person und deutlichen Verhaltenseinschränkungen führt (z.B. nicht mehr aus dem Haus gehen, schulische bzw. berufliche Probleme etc.).
Wie oben schon beschrieben, gibt es bei sehr vielen Kindern altersspezifische Ängste, die phobischen Charakter haben, aber nicht so ausgeprägt sind, dass eine Behandlung erforderlich wäre. Sie verlieren sich meist von selbst wieder.

Soziale Angst und Unsicherheit bei Kindern

Manchen Kindern fehlen die nötigen Fertigkeiten, soziale Situationen angemessen zu bewältigen. Sie wissen nicht, wie man andere Kinder anspricht, wie man Freundschaften beginnt und aufrechterhält, wie man andere anruft oder Konflikte löst. Andere Kinder wiederum sind zu ängstlich, um ihre vorhandenen Fertigkeiten einzusetzen und weiterzuentwickeln. Dies führt häufig zu Problemen im Umgang mit anderen Kindern und Erwachsenen. Insbesondere in neuen Situationen verhalten sich solche Kinder scheu, ängstlich und gehemmt.
Bei sozial unsicheren Kindern sieht man z.B. folgende Verhaltensweisen:
- sie sind in der Klasse häufig Außenseiter und spielen eher allein,
- sie können sich anderen Kindern gegenüber nicht durchsetzen oder lassen sich von diesen leicht beeinflussen,
- sie haben wenig Kontakt mit anderen Kindern bzw. keinen festen Freund,
- sie erzählen von sich aus wenig und sind eher still,
- sie sprechen oft leise und undeutlich,
- weinen oft, lächeln verlegen oder wirken nervös,
- können nur schwer Blickkontakt halten,
- sie haben ein geringes Selbstbewusstsein und fühlen sich leicht angegriffen.

Vor allem auch die Schwierigkeiten im direkten persönlichen Kontakten mit anderen Menschen können weitreichende Folgen haben. Hier einige Beispiele, wie unsichere Verhaltensweisen von anderen missverstanden werden können:

mangelnder Blickkontakt	wirkt unfreundlich und desinteressiert
wenig Mimik	andere wissen nicht, wie es dem Gegenüber geht, wirkt unfreundlich
kurze Antworten	eigene Gedanken werden nicht vermittelt, wirkt desinteressiert, „kurz angebunden“
keine Frage stellen	Gespräche enden schnell, wirkt desinteressiert
an Spielen nicht teilnehmen	Außenseiter, „kann' s nicht“, „Feigling“
keine Komplimente machen	wirkt desinteressiert, missgünstig

Hinzu kommt, dass sozial ängstliche Kinder sehr besorgt sind über ihr eigenes Verhalten in sozialen Situationen. Sie haben Angst, etwas verkehrt zu machen oder sich zu blamieren. Sie möchten gerne liebenswert erscheinen, glauben aber nicht daran, dass sie das schaffen könnten.

Überängstliche Kinder
Es gibt Kinder, die sich ständig große Sorgen machen – und dies um fast alles: um die Schule, um die Eltern, um sich selbst, um Freunde, um die Umwelt etc. Sie grübeln häufig, sind perfektionistisch und haben oft verschiedene körperliche Beschwerden (z.B. Bauchschmerzen, Kopfweh, Müdigkeit).

Schulängste
Es gibt v.a. zwei Formen von Schulängsten:

a. Schulangst: Angst vor Leistungsversagen, Lehrern oder Mitschülern
b. Schulphobie (irreführender Name!): Die Kinder wollen nicht in die Schule gehen, weil sie Angst haben, den Eltern könnte in ihrer Abwesenheit etwas passieren (Trennungsangst)

Bei diesen Schulängsten muss man immer sorgfältig untersuchen, ob nicht andere Ursachen dafür zu finden sind wie z.B. Mobbing, Überforderung, ADS. Überängstliche oder sozial ängstliche Kinder entwickeln auch häufig Leistungsängste.

2. Wie kann ängstliches und sozial unsicheres Verhalten erklärt werden?

Wichtig ist, wie Eltern sich die sozialen Unsicherheiten ihres Kindes erklären und darauf reagieren. Manche denken, dies sei „reine Veranlagung" und deshalb nicht zu ändern, andere sind peinlich berührt und zunehmend frustriert wegen des Verhaltens ihres Kindes, wieder andere entwickeln starke Schuldgefühle, weil sie meinen, Eltern seien für alles verantwortlich. Insbesondere Mütter tendieren dazu, die sozialen Schwierigkeiten für ihr Kind zu lösen oder versuchen dauernd, soziale Kontakte „einzubestellen".

Nachfolgend werden Einflussgrößen und Modelle beschrieben, mit denen Psychologen zu erklären versuchen, wie ängstliches und sozial unsicheres Verhalten bei Kindern entsteht und bestehenbleibt. Die genannten Faktoren sind sicher nicht vollständig, und sie treffen mit unterschiedlicher Gewichtung auf verschiedene Kinder zu.

a. Biologische Faktoren

Vererbung
Über die Stärke des genetischen Einflusses bei kindlichen Angststörungen streiten die Experten noch. Eine starke Rolle der Vererbung nimmt man vor allem bei jungen, schwer angstgestörten Kindern an. Wenn es Angststörungen in der Familie Ihres Kindes gibt, so ist das aber noch kein Zeichen für eine *biologische Vererbung*: solche Störungen können auch durch andere Mechanismen (z.B. Vorbildverhalten) in Familien „weitergegeben" werden („Oma sagt immer, Spinnen sind ekelhaft!").

Temperament / Verhaltenshemmung
Psychologen gehen davon aus, dass etwa 10-15% aller Kinder vom Temperament her schüchtern sind. Schon als Babies scheinen manche ruhiger und anschmiegsamer zu sein, fremdeln eher und trennen sich nur schwer von ihren Müttern. Sehr schüchterne und verhaltensgehemmte Kinder, die introvertiert, ruhig und vorsichtig sind und oft Angst vor Neuem haben, haben ein erhöhtes Risiko für spätere Angststörungen. Man kann sich leicht vorstellen, dass diese angeborenen Temperamentsmerkmale häufig dazu führen, dass die Eltern sich sehr beschützend verhalten, das Kind dadurch aber nicht lernt, angstfreier und sicherer zu werden – dies kann der Beginn eines „Teufelskreises" sein.
Aber natürlich *muss* man keine Angststörung entwickeln, nur weil man als Baby gehemmt war, und anders herum entwickeln Kinder Angstprobleme, die als Baby ganz und gar nicht gehemmt waren. Man spricht deshalb davon, dass gewisse Faktoren wie die Verhal-

tenshemmung Kinder *vulnerabler*, d.h. anfälliger, für das Entwickeln einer Angststörung machen.

b. Umgebungsfaktoren

Gesundheitszustand der Eltern
Kinder, deren Eltern ängstlich und/oder depressiv sind, haben ein deutlich erhöhtes Risiko, selbst eine Angststörung zu entwickeln. So neigen manche ängstlichen Mütter dazu, viel zu „katastrophisieren" und kritisieren, sie zweifeln offen an der Kompetenz des Kindes, zeigen weniger Wärme und gewähren weniger Autonomie. Statt das Kind zu ermutigen, angstbesetzte Situationen zu bewältigen, versuchen sie es davor zu beschützen („Überbehüten"). Außerdem sind sie für die Kinder ein Modell für ängstliches Verhalten, d.h. Kinder schauen sich viele Ängste einfach ab. Das beinhaltet auch, dass Kinder häufig von ihren Eltern übernehmen, wie soziale Situationen zu bewerten sind – wie wichtig ist beispielsweise, „was andere Leute über uns denken"?

Weitere familiäre Probleme wie eheliche Konflikte, Armut und Arbeitslosigkeit sind deshalb oft problematisch, weil sie die Eltern unter starken persönlichen Stress setzen. Sie haben dann weniger Ressourcen, auf ihre Kinder geduldig und sensibel zu reagieren, und ihre Zukunftsängste und Frustrationen können sich auf das Kind übertragen.

Verhalten der Eltern
Die ganz frühe Mutter-Kind-Beziehung wird *Bindung* genannt. Ihre Qualität ist u.a. abhängig von der Wärme, dem Einfühlungsvermögen und der Zuverlässigkeit der Mutter. Man unterscheidet zwischen sicher und unsicher gebundenen Babies. Unsicher gebundene Kinder sind häufig weniger sozial kompetent, weinerlicher, leichter frustriert und sozial gehemmter, leiden unter mangelndem Selbstvertrauen und sind bei ihren Mitschülern weniger beliebt. Ihre Freundschaften sind eher negativ und unbeständig. Diese Kinder scheinen ein erhöhtes Risiko für Angststörungen zu haben. Ihr Verhalten ist häufig gekennzeichnet durch eine Angst vor Ablehnung.

Neben der Bindungsqualität kommt dem *Erziehungsstil* besondere Bedeutung zu. Generell gilt ein warmherziges und unterstützendes Familienklima, in dem es konsistente und klare Regeln und Konsequenzen gibt und die Kinder in ihrer Individualität und Autonomie akzeptiert werden, als besonders „optimal" für die Entwicklung eines Kindes. Wärme bedeutet dabei:

- die Zuneigung zum Kind deutlich ausdrücken (verbal und körperlich),
- dem Kind zuhören und auf seine Bedürfnisse achten,
- eigene Gefühle ausdrücken, ohne das Kind damit zu überfordern und
- positiv auf das Kind reagieren (Lächeln, Berühren, Lob etc.).

Unter der Förderung der Autonomie eines Kindes versteht man:

- echtes Interesse an den Gefühlen und Gedanken des Kindes,
- Tolerieren von Meinungsunterschieden,
- respektvolles Behandeln und Vermeiden abwertender Reaktionen,
- Ermunterung des Kindes zum unabhängigen Denken,
- das Kind unterstützen, eigene Erfahrungen zu sammeln.

Als „Gegenteil" von Wärme und Akzeptanz steht das Ablehnen und Kritisieren: „Tadelndes Elternverhalten wirkt aversiv auf Kinder und ist mit erhöhter Ängstlichkeit und niedriger sozialer Kompetenz verknüpft". Neben dem häufigen „Herumreiten" auf Fehlern und Unzulänglichkeiten des Kindes gehört auch dazu das Nichtakzeptieren der Persönlichkeit des Kindes – häufig ist es insbesondere für Väter schwierig anzunehmen, dass ihr

Sohn eher zurückhaltend und schüchtern ist. Das Kind fühlt sich dann nicht angenommen.
Als „Gegenteil“ von Autonomie steht die übermäßige Kontrolle, der falsch verstandene Schutz des Kindes („Überbehüten“) und das Überfordern. Ein solcher falsch verstandener Schutz kann z.B. sein, dem Kind alle Handlungen, die ihm unangenehm sind, abzunehmen. Dies hat aber zur Folge, dass das Kind genau solche wichtigen Fertigkeiten nicht lernt – wieder beginnt ein Teufelskreis, und das Kind hat das Gefühl, die Welt sei ein „gefährlicher Ort“. Besonders günstig ist, wenn Eltern dem Kind helfen, Probleme angemessen zu lösen (nicht die Lösung für das Kind zu erledigen) und damit Bewältigungsmöglichkeiten einzuüben. Auf die Eltern muss Verlass sein, aber sie sollen sich nicht ständig einmischen.

Beispiel: Janine ist nicht dazu zu bewegen, einmal allein einkaufen zu gehen. Wenn die Mutter sie dazu auffordert, fängt sie an zu heulen und ist kaum zu beruhigen. Die Mutter erledigt den Einkauf dann lieber selbst, weil ihr Janine so leid tut. Inzwischen fragt sie das Kind lieber gar nicht mehr, um ihr die Aufregung zu ersparen.

So problematisch wie das Überbehüten ist die Überforderung eines Kindes. Dazu gehören zu hohe Ansprüche, durch die Misserfolge vorprogrammiert sind und das Kind zusätzlich entmutigen und in seinem schwachen Selbstwertgefühl bestätigen. Es ist für Kinder außerordentlich belastend, wenn sie das Gefühl haben, den Anforderungen der Eltern permanent nicht gerecht werden zu können. Für Eltern ist es deshalb wichtig, realistische Ziele zu stecken (Veränderungen werden nur in kleinen Schritten erreicht [“Prinzip der kleinen Schritte“]).

Beispiel: Marco wirkt oft unglücklich, er hat wenig Freunde und ist meist allein zuhause. Sein Vater äußert sich im Training immer wieder unzufrieden über die geringen Fortschritte seines Sohnes: Marco wolle nur unterhalten werden von den Eltern, er lade nur einmal in der Woche ein Kind zu sich ein und dann würden die Kinder nur vor dem Fernseher hängen. Er habe Marco jetzt schon öfters gesagt, dass er ein Angsthase sei und so nie Freunde finden würde.

Psychologen gehen insgesamt davon aus, dass ein großer Teil des ängstlichen Verhaltens „*gelernt*“ wird. Es gibt verschiedene Lernmechanismen, die bei der Entstehung und Aufrechterhaltung der Angst eine Rolle spielen. Sie sind deshalb so wichtig, weil man sie innerhalb eines Trainings am ehesten ändern kann (im Gegensatz etwa zu einer genetischen Veranlagung oder zu äußeren Umständen). Schon die o.g. Verhaltensweisen der Eltern (Wärme, Autonomie etc.) lassen das Kind vieles lernen:
- ob es angstmachende Situationen bewältigen kann oder sie vermeiden muss,
- ob es seinen Eltern wichtig oder unwichtig ist,
- ob auf seine Eltern Verlass ist oder nicht,
- ob seine Eltern ihm Fortschritte zutrauen oder es aber für jeden Misserfolg kritisieren.

Wegen der wichtigen Rolle, die das Lernen in der Entwicklung eines Menschen hat, sollen diese verschiedenen Lernmechanismen hier ausführlich erläutert werden.

Modellernen
Sozial ängstliche und unsichere Verhaltensweisen können Kinder lernen durch das Beobachten von Bezugspersonen, die ihnen als Modelle dienen (z.B. die Eltern). Oft zeigen Kinder ähnliche Unsicherheiten und Ängste wie ihre Eltern oder auch Großeltern (wenn diese an der Erziehung beteiligt sind). Eltern sollten sich deshalb mit ihren eigenen Ängsten auseinandersetzen und sich fragen, welche Verhaltensweisen die eigenen Kinder „abgeschaut“ haben könnten.

Beispiel: Frau S. war ebenso wie ihr jetzt achtjähriger Sohn als Kind unsicher und ängstlich. Auch als Erwachsene leidet sie darunter, vor neuen Situationen Angst zu haben, sie kann nicht gut Nein sagen und hat das Gefühl, sich nicht durchsetzen zu können und in der Folge immer wieder ausgenutzt zu werden. Für sie selbst unangenehme Situationen versucht sie zu vermeiden bzw. überlässt vieles ihrem Mann. Sie hat das Gefühl, dass ihr Sohn sich oft ähnlich wie sie selbst verhält.

Verstärkungslernen

Ein Verhalten X wird immer *öfter* gezeigt, wenn es
(a) belohnt (positive Konsequenz) oder
(b) nicht bestraft wird (Wegfall negativer Konsequenzen).
Man spricht dann von *positiver Verstärkung.*
Ein Verhalten X wird dagegen *seltener* gezeigt, wenn es
(c) bestraft (negative Konsequenz) oder
(d) nicht belohnt wird (Wegfall positiver Konsequenz).
Man spricht dann von *negativer Verstärkung.*
Erziehung folgt ganz häufig diesen Mustern: wenn ich möchte, dass mein Kind bestimmte Dinge öfter tut, belohne ich es (z.B. mit Lob oder Kuscheln), wenn ich möchte, dass mein Kind bestimmte Dinge nicht tut, bestrafe ich es (z.B. Fernsehverbot) oder entziehe eine Belohnung (z.B. Kuscheln fällt aus).
Bezogen auf ängstliches und sozial unsicheres Verhalten sind nun vor allem zwei Varianten wichtig: (a) ängstliches Verhalten wird immer öfter gezeigt (aufrechterhalten), wenn darauf positive Verstärkung erfolgt (z.B. wenn ich Angst habe, in meinem Bett zu schlafen, darf ich bei Mama und Papa schlafen, das gefällt mir prima!), (b) ängstliches Verhalten wird immer öfter gezeigt (aufrechterhalten), wenn nichtängstliches Verhalten nicht verstärkt wird (z.B. ich schlafe in meinem Bett und keiner bemerkt es oder lobt mich dafür – blöd!).

Beispiele: Michael ist schüchtern im Kontakt mit fremden Personen. Als er ein anderes Kind ungeschickt anspricht, beschimpft der Vater ihn als Angsthase („negative Konsequenz“). Michael vermeidet deshalb schließlich ganz den Kontakt mit Fremden, um nicht wieder Angsthase genannt zu werden. Er lernt nicht die nötigen Fertigkeiten zur Kontaktaufnahme und hat entsprechend auch keine sozialen Erfolgserlebnisse. (Der Vater zeigt keine Wärme, sondern kritisiert und wertet Michael ab, tut aber gleichzeitig nichts, um ihm konkret zu helfen.)
Sarah spricht nur ganz leise und undeutlich mit anderen Kindern. Ihre Mutter macht sich deshalb Sorgen und wiederholt ihre Aussagen dann laut und deutlich für die Kinder. Dies ist beruhigend für Sarah („positive Konsequenz“), aber sie ist nicht gezwungen, besser zu sprechen und lernt es deshalb auch nicht. (Die Mutter gewährt zu wenig Autonomie, sie ist überbehütend und zeigt Sarah keine sinnvollen Lösungsmöglichkeiten.)
Kevin hat Angst vor der Spielgruppe. Die Eltern erklären ihm nicht, was dort auf ihn zukommt und geben ihn tränenüberströmt dort ab („negative Konsequenz“). Die anderen Kinder lachen ihn als Heulsuse aus („negative Konsequenz“). Kevin fühlt sich als Versager und von seinen Eltern im Stich gelassen. (Die Eltern haben Kevin überfordert und zu viel Autonomie von ihm erwartet.)
Maximilian versucht, sich auf dem Spielplatz gegen ein aggressives Kind zu wehren. Das andere Kind lässt sich aber nicht beeindrucken. Maximilian schaut hilflos seine Mutter an. Sie zuckt mit den Schultern und verdreht die Augen („negative Konsequenz“) anstatt ihn für seine Anstrengungen zu loben und ihm kleine Hilfestellungen zu geben (das wäre dann eine „positive Konsequenz“).

Soziale und kulturelle Faktoren
Die Ängstlichkeit von Erwachsenen und Kindern hat in den letzten 50 Jahren stark zugenommen, was u.a. auf die soziale Vereinzelung (Zerfall der Familien) und die Bedrohung durch die Umwelt (Verbrechensrate, Kriege) zurückgeführt wird. Kinder reagieren natürlich auch stark auf negative Lebensereignisse wie die Scheidung der Eltern, Erkrankung oder Tod eines Elternteils, Vernachlässigung und Missbrauch, man spricht dann aber eher von einer Belastungsstörung.

c. Faktoren beim Kind

Aufgrund der genannten biologischen und elterlichen Einflüsse zeigen viele ängstliche Kinder Besonderheiten in der Verarbeitung von Gedanken und Gefühlen. Es ist sinnvoll, diese Besonderheiten zu kennen, um sie gezielt behandeln bzw. mit ihnen umgehen zu können.

Gedanken beim ängstlichen Kind
In der gedanklichen (kognitiven) Verarbeitung und Bewertung von Reizen zeigen ängstliche Kinder häufig folgende Auffälligkeiten:
- sie interpretieren Situationen schnell als „bedrohlich“
- die Aufmerksamkeit in neuen Situationen wird besonders auf „bedrohliche“ Informationen gelenkt (es wird nur der Hund gesehen, nicht aber die Leine, an der er sich befindet)
- sie denken bei Fehlern, sie seien schuld und es werde ihnen sicher wieder passieren
- sie erwarten eher negative Ergebnisse („klappt sicher wieder nicht“)
- sie unterschätzen eigene Fähigkeiten
- bei vermeintlicher Bedrohung reagieren sie mit vermeidendem Verhalten bzw. Flucht
- sie bewerten sich selbst „hyperkritisch“
- sind übermäßig beschäftigt mit ihren Bedenken
- sie haben Angst vor negativen Bewertungen
- sie wollen liebenswert erscheinen und haben Angst, dies nicht zu schaffen
- sie haben übermäßig hohe Ansprüche an sich selbst
- sie beobachten sich in sozialen Situation selbst sehr stark und denken, andere würden all ihre „Fehler“ ebenfalls wahrnehmen

Gefühle beim ängstlichen Kind
Bei Untersuchungen der Mimik (Gesichtsausdruck) von sozial ängstlichen Kindern gab es Hinweise, dass sie über ein geringeres mimisches Repertoire verfügen und Gefühle weniger gut darstellen konnten. Dies ist deshalb wichtig, weil der Ausdruck von Gefühlen für die Vermittlung von Informationen in sozialen Beziehungen höchst wichtig ist:
- durch unsere Mimik geben wir unseren Worten häufig erst eine klare Bedeutung (z.B. wann etwas ironisch gemeint ist),
- wir drücken aus, wie es uns geht,
- wir drücken aus, wie wir die Erzählungen des Gegenübers aufnehmen und bewerten (z.B. ablehnend oder mitfühlend).

Tatsächlich ist es so, dass Kinder mit einer besonders ausdrucksstarken Mimik mehr soziale Kontakte haben – dies heißt auch, dass weniger expressive Kinder eher weniger soziale Kontakte haben. Sowohl die anderen Kinder als auch die Eltern haben bei diesen Kindern Probleme: sie wissen nicht genau, wie es ihnen gerade geht, sie wirken oft eher teilnahmslos und damit desinteressiert, obwohl es gar nicht der Fall ist. Aber von desinteressierten Menschen wendet man sich eher ab – wieder ein Teufelskreis, in dem sich ängstliche Kinder bewegen.

Eine weitere Schwierigkeit besteht für ängstliche Kinder häufig darin, ihre Gefühle angemessen zu regulieren. Dies heißt, dass sie oft früh und zu stark ängstlich auf Reize reagieren und auch nicht wissen, wie sie sich wieder beruhigen bzw. wie sie die auftretenden Anforderungen lösen können. Auch dies kann zu Schwierigkeiten in sozialen Beziehungen führen: die Kinder vermeiden schließlich soziale Kontakte, fühlen sich inkompetent und sehen sich in ihrem negativen Selbstbewusstsein bestätigt. Auch dies ein Teufelskreis, aus dem man den Kindern heraus helfen muss. Hier spielen u.a. Entspannungs- und Vorstellungsübungen eine hilfreiche Rolle.

d. Andere Faktoren

Es ist für Eltern und Fachleute enorm wichtig, bei ängstlichen und unsicheren Kindern „genau hinzuschauen". Häufig gibt es nicht „die" Ursache für die Verhaltensprobleme des Kindes, aber man muss zumindest sichergehen, dass man nicht etwas übersehen hat, was die Ängste erklären kann. Dies zieht nämlich häufig ganz verschiedene Behandlungsmaßnahmen nach sich. Bedenklich ist immer, wenn ganz plötzlich starke Verhaltensänderungen auftreten, wenn z.B. ein zuvor fröhliches Kind plötzlich ängstlich wird und sich sozial zurückzieht. In solchen Fällen sollten immer Fachleute zu Rate gezogen werden.

e. Störungsmodelle

Es wurden jetzt eine ganze Reihe von einzelnen Faktoren vorgestellt, die bei der Entstehung und Aufrechterhaltung von Angst eine Rolle spielen können: biologische Faktoren wie die Veranlagung und das Temperament, Umgebungsfaktoren wie die Gesundheit und das Erziehungsverhalten der Eltern, und schließlich die Gefühle und Gedanken der betroffenen Kinder selbst. Natürlich ist es so, dass diese Faktoren nicht isoliert voneinander wirken, sondern sich gegenseitig beeinflussen: sie können sich verstärken und abschwächen. So ist z.B. das Erziehungsverhalten der Eltern oft auch Reaktion auf das Temperament des Kindes – das werden insbesondere solche Eltern kennen, die mehrere Kinder mit ganz verschiedenen Charakteren haben.
Als Zusammenfassung der genannten Faktoren soll hier ein vereinfachtes Modell vorgestellt werden, wie ein solches Zusammenspiel der Einflussgrößen aussehen könnte. Besonders wichtig ist, sich die daraus resultierenden Teufelskreise zu vergegenwärtigen, die ja schon mehrfach erwähnt wurden. Ein Beispiel dafür ist noch einmal gesondert dargestellt.

Vereinfachtes Störungsmodell:

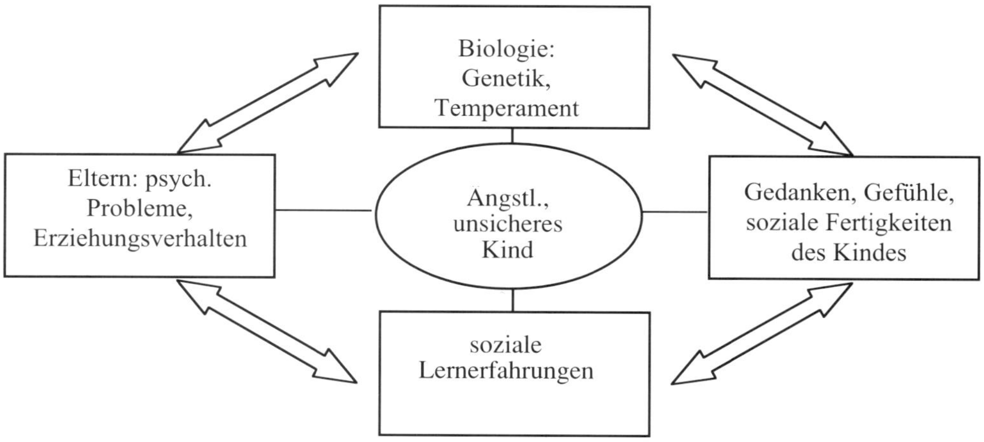

Teufelskreis:

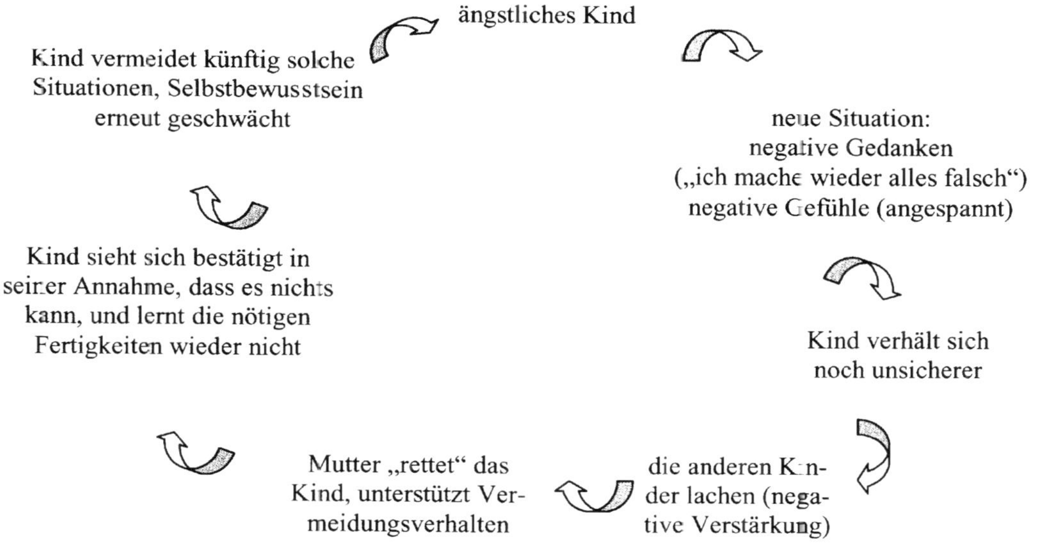

3. Was sollte Gegenstand einer Gruppentherapie sein?

Von Forschern wurden verschiedene Therapieprogramme für ängstliche und unsichere Kinder entworfen, durchgeführt und überprüft. Dabei haben sich insbesondere solche Konzepte bewährt, die die Eltern der betroffenen Kinder mit in die Therapie einbeziehen. Neben dem Einbezug der Eltern wird mit den Kindern vor allem in den folgenden vier Bereichen gearbeitet:

- Gefühle: eigene Gefühle richtig wahrnehmen, Gefühle bei anderen richtig interpretieren, eigene Gefühle angemessen ausdrücken können,
- Gedanken: unterscheiden zwischen negativen und positiven (hilfreichen) Gedanken, gezielter Einsatz positiver Gedanken, Zusammenhang zwischen Gefühlen und Gedanken lernen,
- Körper: körperliche Angstsignale wahrnehmen, sich entspannen lernen, körperliche Beschwerden abbauen,
- Handeln: Angstsituationen nicht mehr vermeiden, sondern sie mit Hilfe schrittweise bewältigen lernen, konkretes Erlernen von sozialen Fertigkeiten und dem Umgang mit schwierigen Situationen (Problemlösen).

Diesem „Fahrplan" folgt auch unser Training. Dabei werden eine ganze Reihe der Themen mit allen Kindern bearbeitet, bei manchen Kindern gibt es je nach Problematik zusätzliche Übungen.
Die genannten Ziele werden mit konkreten Übungen erarbeitet: mit Gruppenspielen, Rollenspielen, differenzierten Rückmeldungen, Punkteplänen, Hausaufgaben und Entspannungsübungen. Wichtig ist auch, dass die Kinder sich in der Gruppe wohl und geschützt fühlen und Spaß haben.
Die Elternberatung soll zunächst grundlegende Informationen vermitteln über Symptomatik, Ursachen und Therapiemöglichkeiten bei sozial unsicherem und ängstlichem Verhalten. Wichtig ist weiter, Zusammenhänge zwischen dem elterlichen Erziehungsstil und dem sozial unsicheren und ängstlichen Verhalten des Kindes zu erkennen und schrittweise zu verändern. Die Eltern sollen die Kinder bei den Trainingshausaufgaben unterstützen. Sie sollten dem Kind helfen, neue Verhaltensweisen umzusetzen, bekommen aber auch selber Hausaufgaben im Hinblick auf ihr eigenes Verhalten. Auf die Durchführung dieser Hausaufgaben legen wir großen Wert.

Am oben dargestellten Teufelskreis lässt sich auch gut ablesen, welche Dinge zu akzeptieren sind und an welchen Stellen man dem Kind helfen kann: das Temperament des Kindes ist zu akzeptieren, man kann nicht alle schwierigen Situationen ändern, ebenso wenig die Reaktion der anderen Kinder. Verändern kann man aber die Gefühle und Gedanken des Kindes, das eigene Elternverhalten und die sozialen Fertigkeiten des Kindes.

Im Eltern-Handout verwendete Literatur (in der Reihenfolge der Zitate):
WDR2 (S.Fliegel, 2000); Siqueland et al. (1996); Ginsburg et al. (1995); Federer et al. (1999, 2000); Plück et al. (2000); Melfsen & Florin (1997); Wagner (2001); Chansky & Kendall (1997, S.359); Beidel et al. (1999); Siqueland et al. (1996); Essau & Petermann (1998, S.228); Fydrich & Bürgener (1999); Rubin et al. (1998); Petermann (1999); Rubin et al. (1998) ; Beidel & Turner (1997); Thapar & Guffin (1995); Hudziak et al. (2000); Petermann et al. (2000); Schmitt et al. (1999); Melfsen et al. (2000); Rosenbaum et al. (1988); Biederman et al. (1990); Craske (1997); Beidel & Turner (1997); Whaley et al. (1999); Ginsburg et al. (1995); Melfsen et al. (2000); Rubin et al. (1998); Bernstein et al. (1996); Siqueland et al. (1996, S.225) ; Rapee (1997); Petermann et al. (2000, S.255); Rapee (1997, S.62); Cobham et al. (1999); Twenge (2000); Daleiden & Vasey (1997); Kendall & Gosch (1994); Chansky & Kendall (1997); Melfsen et al. (2000); Rubin et al. (1995, 1998); Barrett et al. (1996); Howard & Kendall (1996); Dadds & Barrett (1996); Ginsburg et al. (1995); Kendall & Gosch (1994); Duda-Kirchhof & Döpner (2000); Petermann & Petermann (1999)

Kapitel 6: Ein Fallbeispiel: Lukas, 8 Jahre

I. Indikation

Der 8-jährige Lukas besucht die 3. Klasse der Grundschule. Seine Eltern haben ihn für das Training angemeldet, weil er Ängste vor unbekannten, neuen Situationen habe und sich nicht mehr allein in das Dorf traue, seit ihn vor zwei Jahren dort ein Hund „gezwickt" habe. Bei anderen Kindern verhalte er sich oft unsicher und ungeschickt, schieße teilweise auch über das Ziel hinaus. Die Eltern erwarten sich, dass Lukas lerne, mit seinen Ängsten umzugehen und keine Sorgen mehr davor habe, zu versagen oder Fehler zu machen.

Lukas wurde in unserer kinder- und jugendpsychiatrischen Praxis erstmals im Mai 2000 vorgestellt wegen erheblicher Konzentrationsprobleme, erhöhter Impulsivität, bisweilen auch Aggressivität, und motorischer Unruhe. Hinweise darauf fanden sich auch in den Zeugnissen und der testpsychologischen Untersuchung, es wurde die Diagnose der einfachen Aufmerksamkeits- und Aktivitätsstörung gestellt. Die Eltern selbst hatten Computer-Konzentrationsprogramme sowie Kinesiologie probiert.
Zum Entwicklungsverlauf von Lukas: Schwangerschaft und Geburt waren unauffällig, Entwicklung von Sprache, Motorik und Sauberkeit regelrecht. Im Kindergarten wurden bereits Konzentrationsprobleme beschrieben. Der Vater ist Vorarbeiter, die Mutter Hausfrau und Putzhilfe. 3-jährige Schwester, 5-jähriger Bruder. Keine Hinweise auf psychiatrische Störungen in der Aszendenz oder bedeutsame psychosoziale Belastungen der Familie. Die Familie lebt im sehr ländlichen Raum, die Großeltern wohnen im gleichen Ort.
In der ärztlichen Untersuchung fanden sich keine neurologischen Auffälligkeiten bei Lukas, auch der EEG-Befund war unauffällig. In der weiteren Behandlung erhielt die Familie zunächst regelmäßig verhaltenstherapeutische Strukturierungshilfen, auch rückten zunehmend die Angstprobleme in den Blickpunkt. Im Juli 2001 insbesondere wegen der schwierigen schulischen Situation dann Einleitung der medikamentösen Behandlung mit Methylphenidat mit deutlich positiver Wirkung.
Diagnosen nach ICD-10: Phobische Störung (F93.1), Störungen sozialer Funktionen mit Rückzug und Schüchternheit aufgrund von Defiziten in der sozialen Kompetenz (F94.8, subklinisch), Aufmerksamkeits- und Aktivitätsstörung (F90.0).

II. Testpsychologischer Befund vor Trainingsbeginn

Klinisch hochauffällige Fragebogenwerte in Fremd- und Selbsteinschätzungen (Werte siehe Abschnitt „Ergebnisse des Trainings"). Begabung im K-ABC (Kaufman Assessment Battery for Children) mindestens oberer Durchschnittsbereich. Keine Hinweise auf Teilleistungsprobleme. Im Rotter-Satzergänzungstest werden schulische Probleme und Gefühle der Inferiorität thematisiert. Im Fragebogen zur sozialen Unsicherheit für Eltern (SU-E) geben diese insbesondere Probleme im Blickkontakt und der Kontaktaufnahme, Nervosität, Umgang mit Misserfolgen, leichtes Resignieren, wenig Kontakt zu anderen Kindern und Außenseiterstellung, geringes Selbstbewusstsein und Empfindlichkeit als zutreffend an. Die Lehrkraft von Lukas gibt im SU-L an: Probleme im Blickkontakt, wenig Freunde, wenig Beteiligung am Unterricht, Verschlossenheit, mangelndes Durchsetzungsvermögen und motorische Unruhe.

III. Verhalten in der Gruppe

In der ersten Stunde wirkt Lukas etwas zaghaft, aber sehr bemüht. In seiner Ausdrucksweise ist er bisweilen altklug, dies legt sich aber im Verlauf des Trainings. Er hat große Probleme, Blickkontakt aufzunehmen und angemessen lange aufrechtzuhalten. Teilweise spricht er zu laut. Er beteiligt sich eifrig und ist gut konzentriert, weder impulsiv noch aggressiv. Lukas ist begeisterungsfähig, offen und kreativ.

In der zweiten Stunde hält Lukas deutlich besser Augenkontakt. Beim Reden überschlägt er sich bisweilen, ist aber konzentriert. Lukas erzählt von sich aus lebhaft und offen von seiner Hundephobie. Auf diese Phobie kommt er im Lauf des Trainings immer wieder von selber zu sprechen. Er gibt auch an, Angst vor Gewittern zu haben.
In der vierten und fünften Stunde ist Lukas eifrig und selbständig, wenn auch nicht immer konzentriert dabei. Im Rollenspiel, in dem es darum geht, was ein Kind wohl denkt, wenn jemand ihm den Stift wegnimmt, wählt er die Antwort „Ich hasse ihn!". In Abb. 1 ist das Plakat mit den negativen und positiven Gedanken der Kinder zu diesem Rollenspiel zu sehen.

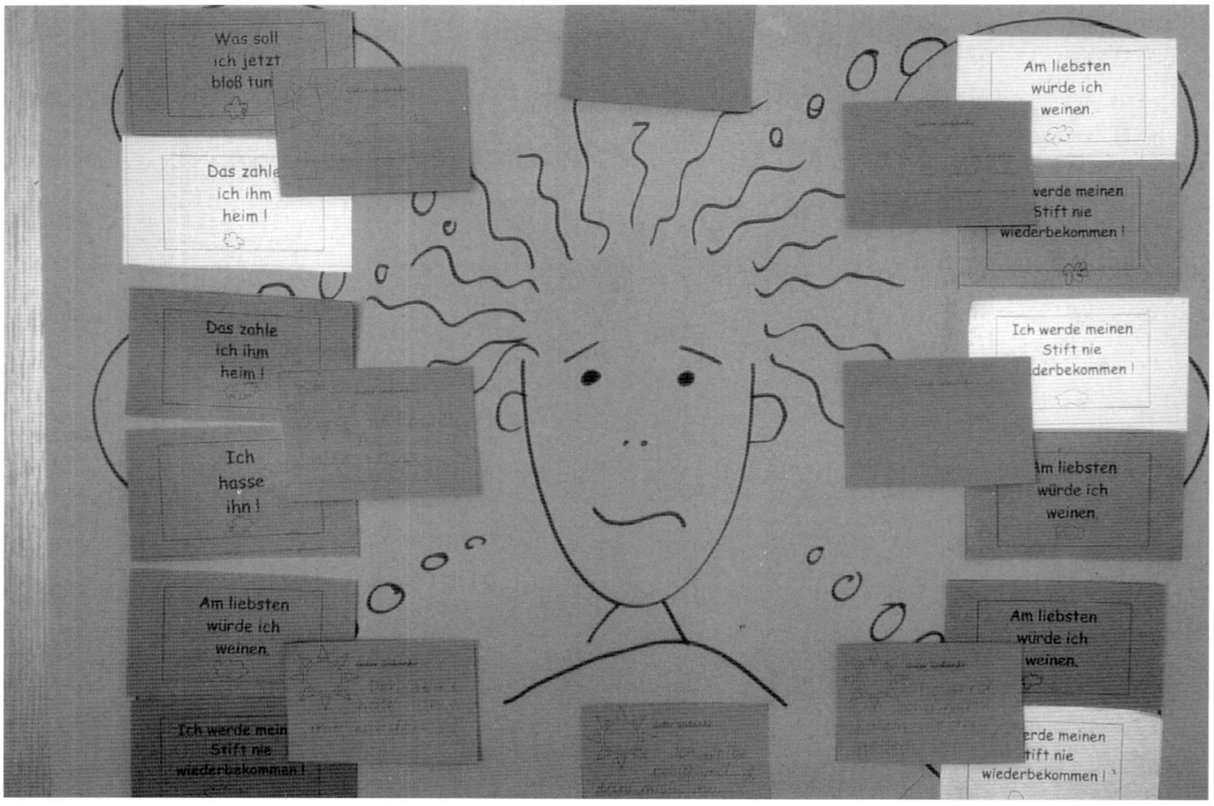
Was soll ich jetzt bloß tun
Am liebsten würde ich weinen
Das zahle ich ihm heim!
Ich werde meinen Stift nie
Ich hasse ihn!
Am liebsten würde ich weinen.
Am liebsten würde ich weinen.
Am liebsten würde ich weinen.
Stift nie wiederbekommen!

Abb. 1: Plakat mit negativen und positiven Gedanken aus Stunde 4

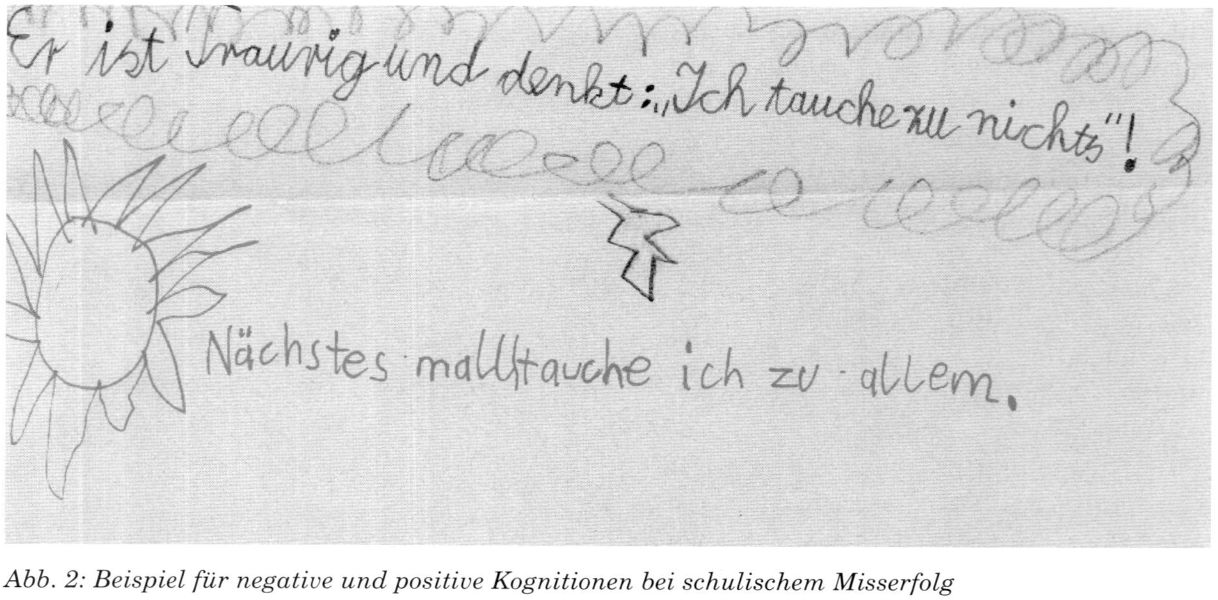

Abb. 2: Beispiel für negative und positive Kognitionen bei schulischem Misserfolg

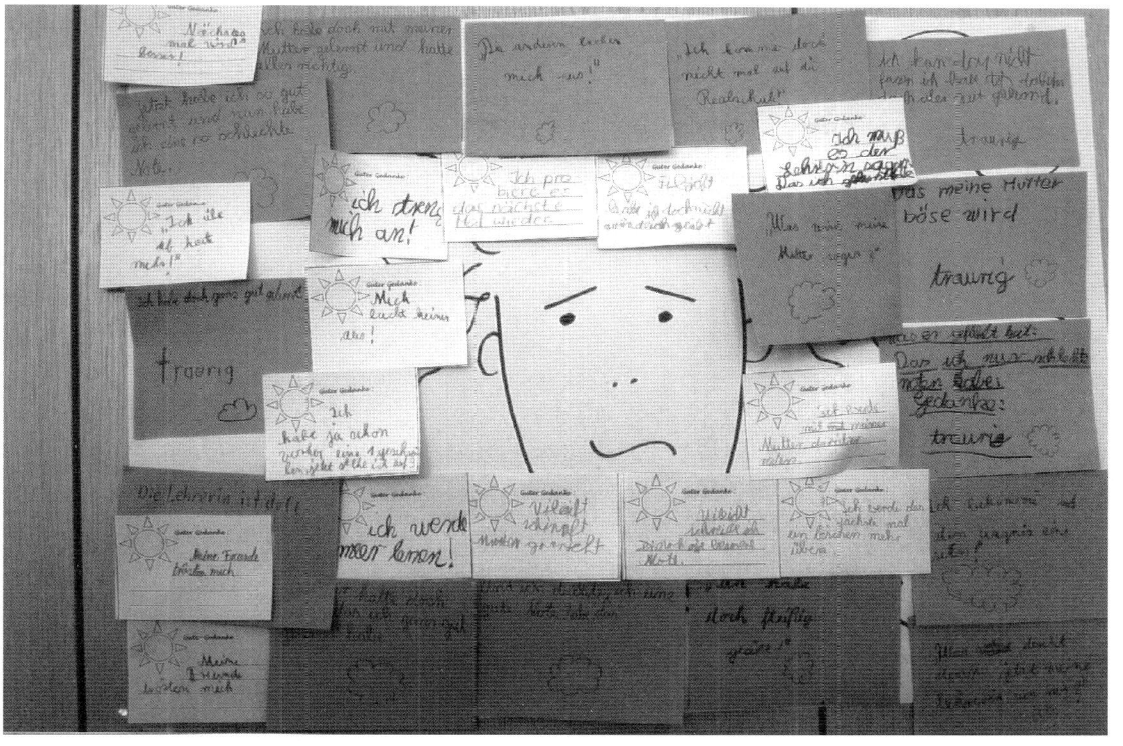
das meine Mutter
böse wird
traurig
traurig
ich werde
meer lernen!

Abb. 2a: Plakat der Gruppe aus Stunde 5

In der sechsten Stunde berichtet Lukas lebhaft von seiner Angst vor Gewittern und vor Hunden. Seine Hausaufgaben hatte er vergessen. Als soziale Fertigkeit wählt er selbst, dass er leiser sprechen möchte, wir ergänzen, dass er versuchen kann, seine Angst vor Hunden abzubauen. Beim „Guten-Tag-Spiel", bei dem die Kinder sich im ganzen Raum bewegen, dreht Lukas stark auf und ist am Ende kaum zu beruhigen. Im Gespräch mit den einzelnen Kindern hat er große Probleme, Blickkontakt zu halten, und geniert sich.

Bei der Stunde zu Selbstbewusstsein und Motivation geniert sich Lukas beim Loben anderer Kinder zunächst sehr und auch, als er selbst gelobt wird. Als er sich an die Aufgabe gewöhnt hat, lobt er die anderen allerdings teilweise rührend, mit entwaffender Aufrichtigkeit und durchaus guter Beobachtungsgabe. Bei der Übung „Ich mag an..." ergänzen die Kinder für Lukas:

- „dass du bei den Rollenspielen gut mitmachst"
- „dass du anderen in die Augen schaust"
- „dass du schön lachst"

Abb. 3 zeigt die Ergänzungen auf dem Blatt „Ich kann gut...", die Lukas selbst geschrieben hat:

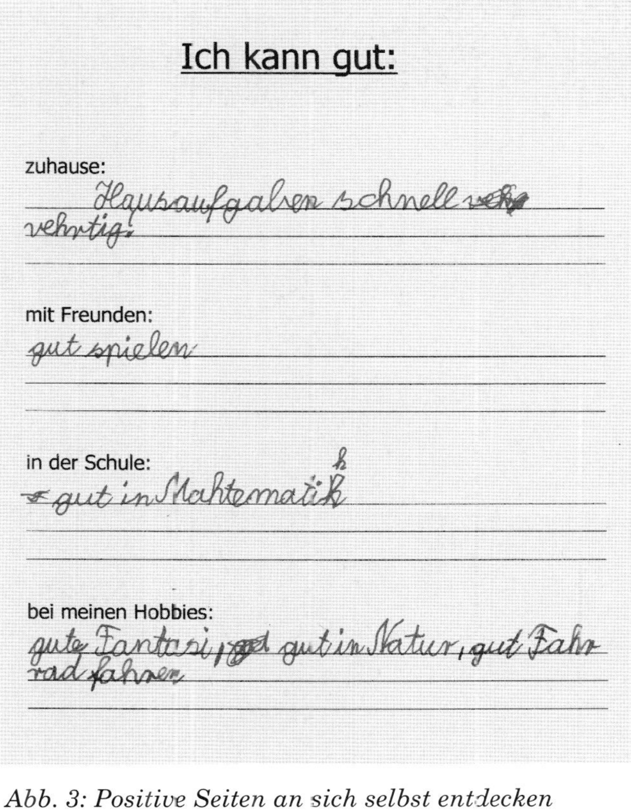
Ich kann gut:

zuhause:
Hausaufgaben schnell vehrtig

mit Freunden:
gut spielen

in der Schule:
gut in Mahtematik

bei meinen Hobbies:
gute Fantasi, gut in Natur, gut Fahr rad fahren

Abb. 3: Positive Seiten an sich selbst entdecken

Im Angstthermometer gibt Lukas an Ängsten an: vor Spritzen „weil es weh tut“ (90), vor Gewittern „weil ich bei einem Blitzeinschlag dabei war“ (60), vor Hunden „weil mich ein Hund gezwickt hat“ (40). Als „Mut-mach-Plan“ geht es für Lukas um seine Angst vor Spritzen (dieser Plan ist abgebildet im Trainingsmanual, Stunde 8, benannt als „Mut-mach-Plan für Maximilian“). In der folgenden Stunde äußert Lukas selbst, dass es mit seiner Angst vor Hunden „gewaltig besser“ geworden sei.

IV. Elternarbeit

Lukas Mutter scheint teilweise mit Job und drei Kindern stark belastet, sucht zu Beginn des Trainings häufig Hilfestellungen, erscheint dann aber im Verlauf zunehmend auf positive Erfahrungen fokussieren zu können und wird in ihrem Erziehungsverhalten deutlich sicherer. Sie beteiligt sich insgesamt aktiv und berichtet auch offen über Erfahrungen mit den Hausaufgaben. Im Verlauf des Trainings berichtet sie über Verhaltensfortschritte von Lukas in alltäglichen Situationen, die sie nun auch besser wahrnimmt und ausdrücklich lobt.

Das Selbstbild von Lukas ist nach ihrer Einschätzung geprägt von den Annahmen, „zu blöd“ zu sein und „nichts zu taugen“.

Aus dem zweiten Elternabend ist die Abb. 4, die die Antworten aller Eltern der Gruppe zu der Übung „hilfreiche und wenig hilfreiche Reaktionen bei schwierigen Situationen“ zeigt.

Zu der sechsten Stunde begleitet der Vater Lukas. Er wirkt engagiert und in seinem Umgang mit Lukas sehr liebe- und humorvoll. Er berichtet, dass Lukas Ängste insgesamt deutlich besser geworden seien. Das beim Punkteplan vereinbarte Ziel, am Mittagstisch 5 Minuten ruhig zu sein, habe Lukas zweimal umsetzen können. Auch das Einschlafen ohne Cassettenrekorder habe gut geklappt. Nach der nächsten Stunde berichtet die Mutter, dass der Punkteplan zunehmend besser klappe und Lukas gut zu motivieren sei. Als Angstsituation schildert sie Lukas Angst vor dem Arzt und vor Spritzen. Er bekomme dann Bauchschmerzen und macht sich Gedanken, was mit ihm wohl gemacht werde.

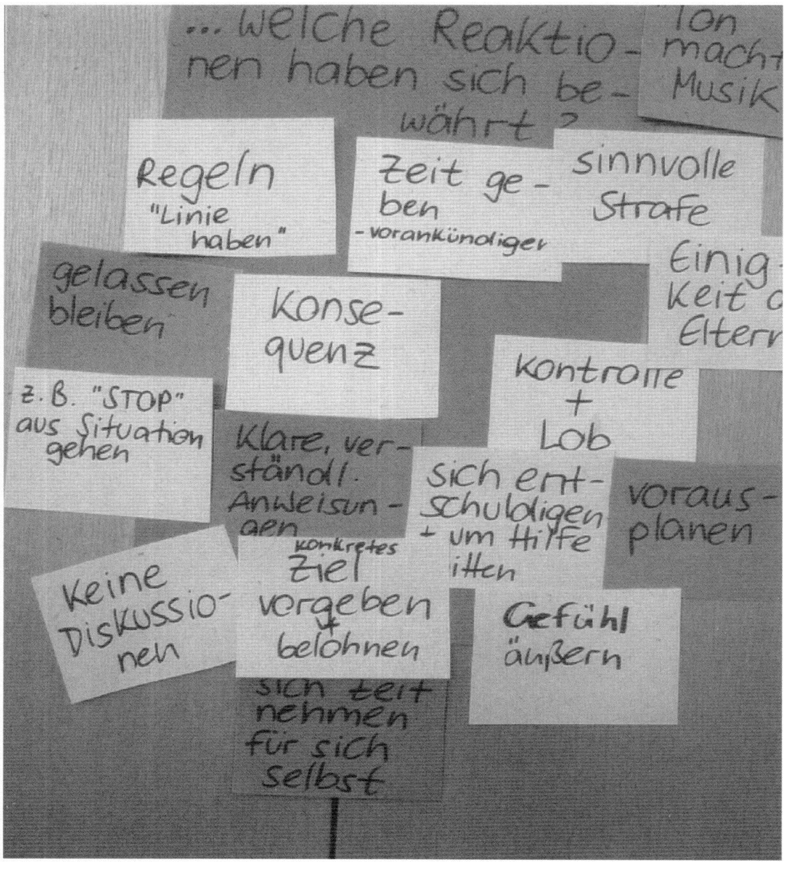

Abb. 4: „Hilfreiche Reaktionen bei schwierigen Situationen“ – Beispielantworten einer Elterngruppe beim 2. Elternabend

Die Hausaufgaben zur nächsten Stunde hat die Mutter vergessen. Sie berichtet, dass die Ängstlichkeit von Lukas besser geworden sein, insb. auch seine Angst vor Hunden. Positiv sei auch, dass er sich mehr zutraue.
In der letzten Stunde sagt die Mutter, dass Lukas „in den letzten 10 Wochen unheimlich Angst abgebaut hat". Im dritten Elternabend antworten die Eltern auf die Fragen „Was hat mich am meisten berührt/interessiert/angeregt .... (a) im Hinblick auf mein Verhalten als Elternteil, (b) im Hinblick auf meinen Umgang mit dem Kind, (c) Was war wichtig für das Kind?" sinngemäß folgendes:

> „Wir haben uns oft gefragt, ob unsere Entscheidungen richtig sind, also wie wir auf Lukas in bestimmten Situationen reagieren, und das Training hat uns da teilweise bestätigt und teilweise weitergeholfen. Wir sind jetzt konsequenter und ziehen vor allem an einem Strick, auch die Oma haben wir da jetzt gut eingebunden, so dass uns Lukas nicht mehr ausspielen kann. Wir haben auch gelernt, dass man besser erstmal nachdenkt, wie man reagiert. An die Regeln, die wir zuhause aufgestellt haben, hält sich Lukas auch gut. Er ist viel selbständiger und weniger ängstlich geworden. Der Hund, der ihn gezwickt hat, kam kürzlich unangeleint auf ihn zu, und er hat sehr tapfer reagiert und ist nicht weggelaufen. Umwege im Dorf macht er wegen des Hundes kaum mehr. Der Angstplan hat ihm und uns geholfen, wie man Arztbesuche angehen kann. Die Zeit im Training für die Eltern war ein bisschen zu kurz."

V. Ergebnisse des Trainings

1. Diagnostischer Status (Child Behavior Check List, CBCL)

In der Beurteilung durch die Eltern mittels der CBCL zeigen sich bei Lukas deutliche positive Effekte (Abb.1), sowohl in der Gesamtbeurteilung (Internalisierende Probleme, „Int") als auch auf den einzelnen Skalen. Nach dem Training (dunkle Balken) liegen alle genannten Skalen im klinisch unauffälligen Bereich (Grenze symbolisiert durch die gestrichelte Linie).

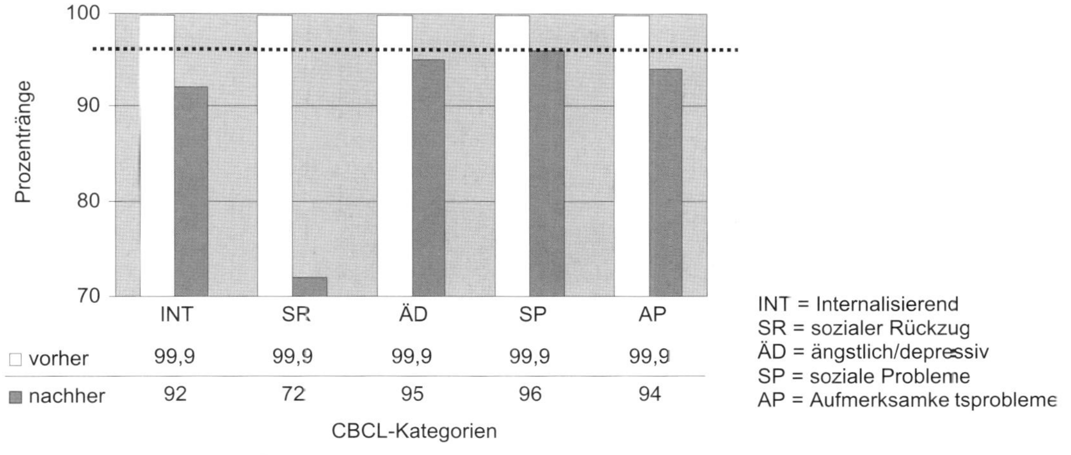

Abb. 1: CBCL-Werte vor und nach dem Training

2. Selbstbeurteilungen

Lukas Selbstbeurteilungen in AFS (Angstfragebogen für Schüler), DTK (Depressionstest für Kinder) und SASC-R-D (Social Anxiety Scale for Children, deutsche Version) waren vor dem Training nahezu alle im auffälligen Bereich angesiedelt (helle Balken). Wie die Abb. 2, 3 und 4 zeigen, sind nach dem Training nahezu alle Skalen signifikant verbessert, bis auf zwei (DTK-Subtest „Psychosomatische Probleme" und AFS-Subtest „Soziale Erwünschtheit") und liegen alle nicht mehr im klinischen Bereich. Damit stimmen Eltern- und Kinddaten sehr gut überein.

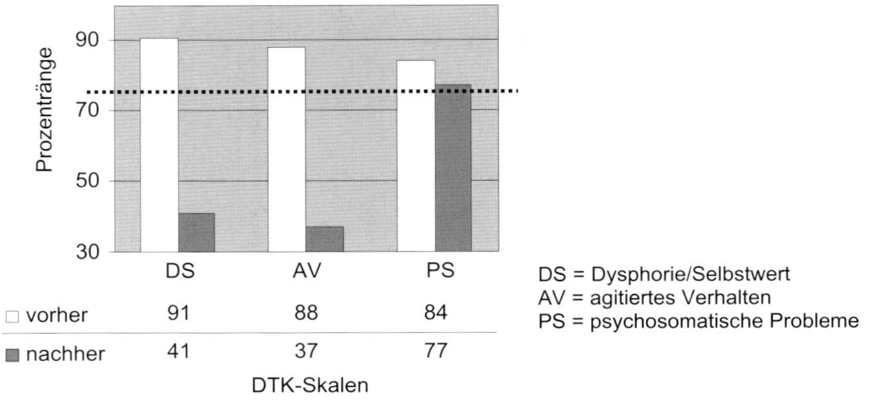

Abb. 2: DTK-Werte vor und nach dem Training

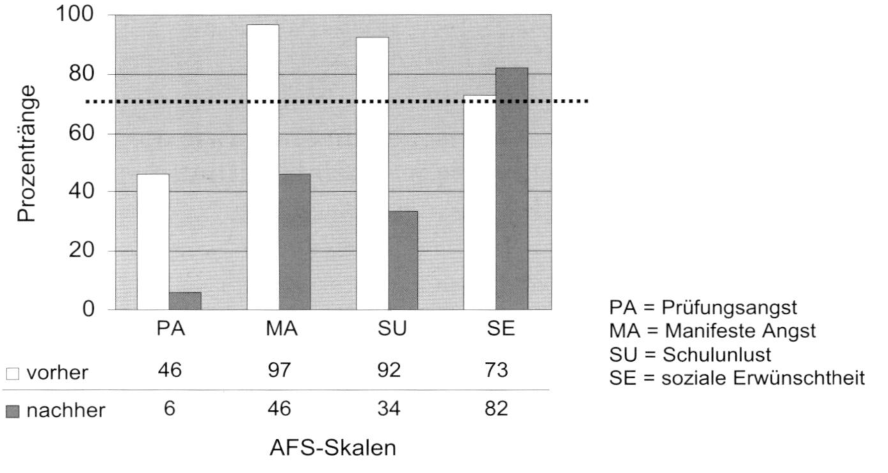

Abb. 3: AFS-Werte vor und nach dem Training

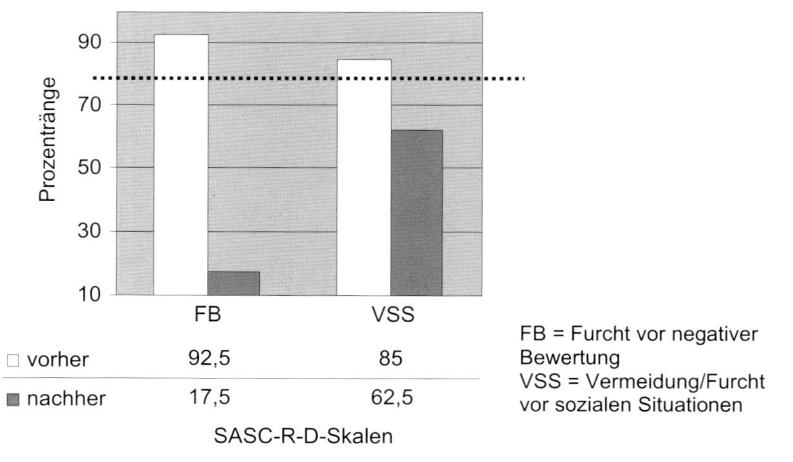

Abb. 4: SASC-R-D-Werte vor und nach dem Training

VI. Gesamtbeurteilung durch die Therapeutinnen

Die Eltern konnten sich gut auf das Training einlassen. Deutlich verbesserte sich ihre Wahrnehmung auf die Ressourcen und kleinen Erfolge ihres Kindes sowie klare Regelabsprachen zwischen den Ehepartnern und Großeltern. Ihre eigene Erziehungskompetenz wurde reflektiert. Dabei entdeckten sie durch die Therapeutinnen, dass sie schon vieles können. Diese innere Sicherheit verstärkte überlegtes und konsequentes Handeln gegenüber ihrem Kind. Lukas befand sich dadurch in einem sicheren und gut durchdachten Rahmen. Bisher für ihn unlösbare Probleme wurden durch das eigene Wahrnehmen und Verbalisieren in ihrer angsterzeugenden Wirkung reduziert. Dadurch gelang es ihm, sich schrittweise auf diese Situationen einzulassen. Er entwickelte positive Kognitionen, konnte Ausnahmen erkennen (z. B. wenn der Hund angebunden ist), und es gelang ihm schließlich, Erfahrungen im Umgang mit dem Hund oder Arzt zu bekommen, die seine positiven Kognitionen bestätigten (Aussage von Lukas: „Ist nichts passiert, der Hund kann mir gar nichts machen....“).
Sein Selbstwertgefühl ist durch die kontinuierliche Rückmeldung der kleinen Erfolge und konkreten Zielabsprache von Therapeutinnen und Eltern stetig angestiegen. Ihm gelingt es, soziale Situationen differenziert zu betrachten. Er kann die Gefühle der betroffenen Personen und seine eigenen erfassen und sich eigene, zu meist positive Gedanken zu Verhaltensweisen erschließen. Die motorische Unruhe sowie die Aufmerksamkeitsleistungen sind stabiler. Seine neuen Kompetenzen, soziale Situationen zu analysieren, Wesentliches zu erkennen und aktiv zu beeinflussen, förderten diesen Prozess. Durch sein breites Repertoire an lösungsorientierten Verhaltensmustern, die er innerhalb des Kurses erlernte, dem positiven Erziehungsfeld der Familie sowie den weiterhin stattfindenden Einzelgesprächen wird der Erfolg beständig bleiben.
Die positive klinische Beurteilung steht damit in sehr guter Übereinstimmung mit den signifikanten Verbesserungen in Selbst- und Fremdbeurteilungsmaßen.

Kapitel 7
Bücher für Kinder und Eltern – eine Auswahl

Inzwischen gibt es eine große Anzahl von Elternratgebern und Kinderbüchern rund um das Thema „Ängste". Wir präsentieren hier eine mit Anmerkungen versehene Auswahl. Empfehlenswerte Bücher sind mit einem Sternchen (*) gekennzeichnet. Unter den Elternratgebern gibt es eine Reihe von guten und interessanten Büchern, allerdings fehlt derzeit u.E. noch „der" Ratgeber auf diesem Gebiet.[1]

• Elternratgeber

* Apter, T. (1998). **Ich schaff das schon! Wie Kinder innere Stärke entwickeln und sich nicht entmutigen lassen.** Freiburg: Herder.
Sehr ausführlich mit Beispielen und Tipps, allerdings wenig zu spezifischen Ängsten, nicht immer übersichtlich

Brown, J.L. (1998). **Keine Räuber unterm Bett: Wie man Kindern Ängste nimmt.** München: dtv.
Vorstellungsübungen (Imaginationstraining), für manche Kinder gut, aber insgesamt zu einseitig

* Dacey, J.S. & Fiore, L.B. (2000). **Your anxious child: how parents and teachers can relieve anxiety in children.** San Francisco: Jossey-Bass.
Kognitiver Therapieansatz, sehr viele praktische, kreative Übungen (deshalb auch interessant für Therapeuten), extra Kapitel zum Erziehungsstil

* du Bois, R. (1998). **Kinderängste : erkennen – verstehen – helfen.**München: C.H. Beck.
Sehr (manchmal zu) ausführlich mit Beispielen zu allen Angstformen, Tipps nicht immer konkret genug

* Ennulat, G. (2001). **Ängste im Kindergarten.** München: Kösel-Verlag.
Sehr gutes Buch für Erzieherinnen mit vielen Spielen, Liedern und Reimen, teilweise auch für interessierte Eltern geeignet

* Friese, H.-J. & Friese, A. (1997). **Manchmal habe ich solche Angst, Mama.** Freiburg: Herder.
Schönes Buch für Eltern und Kinder zu verschiedenen Ängsten und dem Umgang damit, wenig allerdings zum Erziehungsverhalten der Eltern

* Friedrich, S. & Friebel, V. (1999). **Trau dich doch! Wie Kinder Schüchternheit und Angst überwinden.** Reinbek: Rowohlt.
Umfasst aller Kinderängste mit vielen konkreten Tipps und schönen Geschichten, übersichtlich, Kindergarten- u. Grundschulzeit

* Manassis, K. (1996). **Keys to parenting your anxious child.** New York: Barron's.
Die Autorin ist eine der weltweiten Experten zu kindlichen Angststörungen, der Ratgeber ist sehr konkret und mit vielen Beispielen, allerdings ohne kindgemäße Materialien

Niederle, M. (2000). **Kinderängste verstehen – Eltern geben Mut und Sicherheit.** Freiburg: Herder.
Psychodynamisch orientiert, veraltete Störungsbilder, keine Tipps

* Rapee, R.M., Spence, S.H., Cobham, V., & Wignall, A. (2000). **Helping your anxious child.** Oakland: New Harbinger.
Von den weltweit führenden Angstexperten verfasst, ein Schritt-für-Schritt-Ratgeber (kognitiv-verhaltenstherapeutisch orientiert), sehr konkret, sehr gut verständlich

* Rogge, J.-U. (2000). **Ängste machen Kinder stark.** Reinbek: Rowohlt.
Ausführlicher Ratgeber zu allen Ängsten mit vielen Beispielen, geht gut auf „Erziehungsfehler" ein, aber zu wenig konkrete Tipps

Schäfer, U. (1999). **Depressionen im Kindes- und Jugendalter: ein kurzer Ratgeber für Eltern, Erzieher und Lehrer.** Bern: Huber.
Guter Kurzüberblick, aber kein wirklicher Ratgeber für Eltern (keine Tipps, keine Beispiele)

---

1) Die Autoren arbeiten zur Zeit an einem Ratgeber, der voraussichtlich Ende 2003 im gleichen Verlag erscheinen wird: Sabine Maur-Lambert / Andrea Landgraf, Keine Angst vor der Angst (Arbeitstitel), ISBN 3-86145-256-1, Bestell-Nr. 8328.

* Schmid, M. & Kohlhepp, B. (1999). **Keine Angst mehr.** Freiburg: Christopherus-Verlag.
Sehr schöner Ratgeber, viele konkrete Tipps für Eltern und Spiele für Kinder, sehr ansprechend gemacht

* Schmidt-Traub, S. (2001). **Selbsthilfe bei Angst im Kindes- und Jugendalter.** Göttingen: Hogrefe.
Umfasst alle Ängste, kognitiv-verhaltenstherapeutisch orientiert, relativ anspruchsvoll geschrieben (nicht für alle Eltern geeignet), sehr guter Teil für ältere Schulkinder, etwas lieblose Aufmachung

* Schulte-Markwort, M. & Schimmelmann, M. (1999). **Kinderängste – was Eltern wissen müssen.** Augsburg: Midena.
Sehr ausführliche und gute Beschreibung von Ängsten, aber kaum Tipps zum Umgang

Seligman, M.E.P. (1999). **Kinder brauchen Optimismus.** Hamburg: Rowohlt.
Sehr umfangreiches Buch für Eltern depressiver Kinder, konkretes Elternprogramm zur kognitiven Umstrukturierung, teilweise unübersichtlich

* Stiefenhofer, M. (2000). **55 Tipps ... wenn Ihr Kind Angst hat.** Freiburg: Christophorus.
Einfache, schöne Spiele und Ideen für Eltern und Kind gemeinsam (!), allerdings keinerlei Hintergründe, als Ergänzung einer Behandlung aber durchaus gut

* Suer, P. (1998). **Wenn Kinder Angst haben.** München: Südwest.
Gute Beschreibungen von Ängsten, Tipps aber leider zu wenig ausführlich

• Kinderbücher

* Aliki (1987). **Gefühle sind wie Farben.** Weinheim: Beltz-Verlag.
Ein tolles Kinderbuch über Gefühle, Grundschulalter

* Boie, K. (2001). **Kirsten Boie erzählt vom Angsthaben.** Hamburg: Oetinger.
Sehr schönes, witziges Buch für den richtigen Umgang mit der Angst, Grundschulalter

* Cole, B. (2000). **Ich hab so Angst vor Tieren.** Hildesheim: Gerstenberg.
Tolles Bilderbuch, insb. bei Tierphobien, Vorschul- u. Grundschulalter

* Dietl, T. (1999). **Der tapfere Theo.** Stuttgart: Thienemann.
Kleine, nette, billige Angstgeschichte, Vorschul- u. Grundschulalter

Kalwitzki, S. (2002). **Du schaffst das schon! Mutgeschichten, die Kinder stark machen.** Bindlach: Loewe-Verlag. *Geschichten zu verschiedenen Ängsten, ab 7*

Kreul. H. (1998). **Ich und meine Gefühle**. Bindlach: Loewe-Verlag.
Nettes Buch über Gefühle ab 5 Jahre

Mai, M. (1998). **Mein erstes Mutmach-Bilderbuch.** Ravensburger Buchverlag.
Geschichten zu verschiedenen Ängsten, ab 5

* Meyer-Glitza, E. (2000). **Jacob der Angstbändiger: Geschichten gegen Kinderängste.** Salzhausen: Iskopress.
Therapeutische Geschichten zu verschiedenen Ängsten zum Vorlesen, ab etwa 8 Jahren

* Nöstlinger, C. (1999). **Willi und die Angst.** Wien: Dachs Verlag.
Sehr gutes Buch, insb. bei Angst vor Dunkelheit und Alleinsein, auch für Eltern sehr aufschlussreich, Grundschulalter

* Petermann, U. (2001). **Die Kapitän-Nemo-Geschichten.** Freiburg: Herder.
Entspannungsgeschichten u. Vorstellungsübungen für Vorschul- u. Grundschulkinder, auch als Cassetten

* Rau, T. (1997). **Angst?** Falkenhagen: AnTex Verlag.
Toller Kinderbuchklassiker, Grundschulalter

* Rouviere, A. & Battut, E. (2001). **Was mir Angst macht.** Zürich: Bohem Press.
Schönes kleines Bilderbuch, Kindergartenalter

Schnizer, A.u.a. (1998). **Vom Angsthaben und Beschütztwerden.** Frankfurt: Friedrich Bischoff Verlag.
Sammlung von Gedichten, Liedern und Bibelgeschichten zum Thema Angst

Kapitel 8
Literaturverzeichnis

Alloy, L.B., Abramson, L.Y., et al. (2001). Developmental origins of cognitive vulnerability to depression: parenting, cognitive, and inferential feedback styles of the parents of individuals at high and low cognitive risk for depression. *Cognitive Therapy and Research, 25,* 397-423.

Altherr, P. (1999). Depression. In H.-C. Steinhausen & M. v. Aster (Hrsg.), *Verhaltenstherapie und Verhaltensmedizin bei Kindern und Jugendlichen* (S. 243-269). 2. überarbeitet u. erw. Aufl. Weinheim: PVU.

Amato, P.R. (1994). Life-span adjustment of children to their parents' divorce. *The Future of the Children, 4,* 143-164.

Arbeitsgruppe Deutsche Child Behavior Checklist (1998). *Elternfragebogen über das Verhalten von Kindern und Jugendlichen; deutsche Bearbeitung der Child Behavior Checklist (CBCL/4-18).* Einführung und Anleitung zur Handauswertung. 2.Aufl. mit deutschen Normen, bearbeitet von M. Döpfner, J. Plück, S. Bölte, K. Lenz, P. Melchers & K. Heim. Köln: Arbeitsgruppe Kinder-, Jugend- und Familiendiagnostik.

Axelson, D.A. & Birmaher, B. (2001). Relation between anxiety and depressive disorders in childhood and adolescence. *Depression and Anxiety, 14,* 67-78.

Banerjee, R. & Henderson, L. (2001). Social-cognitive factors in childhood social anxiety: a preliminary investigation. *Social Development, 10,* 558-572.

Barrett, P.M., Dadds, M.R., & Rapee, R.M. (1996). Family treatment of childhood anxiety: a controlled trial. *Journal of Consulting and Clinical Psychology, 64,* 333-342.

Barrett, P.M., Duffy, A.L., Dadds, M.R., & Rapee, R.M. (2001). Cognitive-behavioral treatment of anxiety disorders in children: long-term (6-year) follow-up. *Journal of Consulting and Clinical Psychology, 69,* 135-141.

Barrett, P.M., Rapee, R.M., Dadds, M.R., & Ryan, S.M. (1996). Family enhancement of cognitive style in anxious and aggressive children. *Journal of Abnormal Child Psychology, 24,* 187-203.

Barrett, P. & Turner, C. (2001). Prevention of anxiety symptoms in primary school children: preliminary results from a universal school-based trial. *British Journal of Clinical Psychology, 40,* 399-410.

Beelmann, A., Pfingsten, U., & Lösel, F. (1994). Effects of training social competence in children: a meta-analysis of recent evaluation studies. *Journal of Clinical Child Psychology, 23,* 260-271.

Beidel, D.C., Christ, M.A.G., & Long, P.J. (1991). Somatic complaints in anxious children. *Journal of Abnormal Child Psychology, 19,* 659-670.

Beidel, D.C. & Turner, S.M. (1997). At risk for anxiety: I. Psychopathology in the offspring of anxious parents. *Journal of the American Academy of Child and Adoslescent Psychiatry, 36,* 918-924.

Beidel, D.C., Turner, S.M., & Morris, T.L. (1999). Psychopathology of childhood social phobia. *Journal of the American Academy of Child and Adoslescent Psychiatry, 38,* 643-650.

Beidel, D.C., Turner, S.M., & Morris, T.L. (2000). Behavioral treatment of childhood social phobia. *Journal of Consulting and Clinical Psychology, 68,* 1072-1080.

Berman, S.L., Weems, C.F., Silverman, W.K., & Kurtines, W.M. (2000). Predictors of outcome in exposure-based cognitive and behavioral treatments for phobic and anxiety disorders in children. *Behavior Therapy, 31,* 713-731.

Bernstein, G.A., Borchardt, C.M., & Perwien, A.R. (1996). Anxiety disorders in children and adolescents: A review of the past 10 years. *Journal of the American Academy of Child and Adoslescent Psychiatry, 30,* 1110-1119.

Biederman, J., Hirshfeld-Becker, D.R., Rosenbaum, J.F., et al. (2001). Further evidence of association between behavioral inhibition and social anxiety in children. *American Journal of Psychiatry, 158,* 1673-1679.

Biederman, J., Newcorn, J., & Sprich, S. (1991). Comorbidity of attention deficit hyperactivity disorder with conduct, depressive, anxiety, and other disorders. *American Journal of Psychiatry, 148*, 564-577.

Biederman, J., Rosenbaum, J.F., Hirschfeld, D.F., et al. (1990). Psychiatric correlates of behavioral inhibition in young children of parents with and without psychiatric disorders. *Archives of General Psychiatry, 47*, 21-27.

Blonk, R.W.B., Prins, P.J.M., Sergeant, J.A., Ringrose, J., & Brinkman, A.G. (1996). Cognitive-behavioral group therapy for socially incompetent children: short-term and maintenance effects with a clinical sample. *Journal of Clinical Child Psychology, 25*, 215-224.

Bögels, S.M. & Zigterman, D. (2000). Dysfunctional cognitions in children with social phobia, separation anxiety disorder, and generalized anxiety disorder. *Journal of Abnormal Child Psychology, 28,* 205-211.

Bolton, D. (1994). Family systems interventions. In T.H. Ollendick, N.J. King, & Yule, W. (Eds.), *International Handbook of Phobic and Anxiety Disorders in Children and Adolescents* (pp. 397-414). New York: Plenum Press.

Chansky, T.E. & Kendall, P.C. (1997). Social expectancies and self-perceptions in anxiety-disordered children. *Journal of Anxiety Disorders, 11*, 347-363.

Cobham, V.E. (1998). The case for involving the family in the treatment of childhood anxiety. *Behaviour Change, 15,* 203-212.

Cobham, V.E., Dadds, M.R., & Spence, S.H. (1999). Anxious children and their parents: what do they expect? *Journal of Clinical Child Psychology, 28,* 220-231.

Cole, D.A., Jacquez, F.M., & Maschman, T.L. (2001). Social origins of depressive cognitions: a longitudinal study of self-perceived competence in children. *Cognitive Therapy and Research, 25,* 377-395.

Cole, D.A., Peeke, L.G., Martin, J.M., Truglio, R., & Seroczynski, A.D. (1998). A longitudinal look at the relation between depression and anxiety in children and adolescents. *Journal of Consulting and Clinical Psychology, 66,* 451-460.

Cole, D.A., Truglio, R., & Peeke, L. (1997). Relation between symtpoms of anxiety and depression in children: a multitrait-multimethod-multigroup assessment. *Journal of Consulting and Clinical Psychology, 65*, 110-119.

Craske, M.G. (1997). Fear and anxiety in children and adolescents. *Bulletin of the Menninger Clinic, 61 (Suppl. A)*, 4-36.

Crawford, A.M. & Manassis, K. (2001). Familial predictors of treatment outcome in childhood anxiety disorders. *Journal of the American Academy of Child and Adoslescent Psychiatry, 40,* 1182-1189.

Dadds, M.R. & Barrett, P.M. (1996). Family processes in child and adolescent anxiety and depression. *Behaviour Change, 13*, 231-239.

Dadds, M.R., Spence, S.H., Holland, D.E., Barrett, P.M., & Laurens, K.R. (1997). Prevention and early intervention for anxiety disorders: a controlled trial. *Journal of Consulting and Clinical Psychology, 65,* 627-635.

Daleiden, E.L. & Vasey, M.W. (1997). An information-processing perspective on childhood anxiety. *Clinical Psychology Review, 17,* 407-429.

Dalgleish, T., Taghavi, R., Neshat-Doost, H., Moradi, A., Yule, W., & Canterbury R. (1997). Information processing in clinically depressed and anxious children and adolescents. *Journal of Child Psychology and Psychiatry, 38,* 535-541.

Deutsche Gesellschaft für Kinder- und Jugendpsychiatrie und –psychotherapie (Hrsg.) (1999). *Angststörungen (F41, F93.0). Leitlinien der DGKJPP.* AWMF-Leitlinien-Register Nr. 028/022. www.AWMF/ll/kjpp-022.htm

Dilling, H., Mombour, W. & Schmidt, M.H. (1993). *Internationale Klassifikation psychischer Störungen. ICD-10 Kapitel V (F). Klinisch-diagnostische Leitlinien.* Bern: Huber.

Döpfner, M. (2000). Diagnostik und funktionale Analyse von Angst- und Zwangsstörungen bei Kindern und Jugendlichen – Ein Leitfaden. *Kindheit und Entwicklung, 9,* 143-160.

Döpfner, M., Plück, J., et al. (1998). Psychische Auffälligkeiten und psychosoziale Kompetenzen von Kindern und Jugendlichen in den neuen und alten Bundesländern. *Zeitschrift für klinische Psychologie, 27,* 9-19.

Donenberg, G.R. & Weisz, J.R. (1997). Experimental task and speaker effects on parent-child interactions of aggressive and depressive/anxious children. *Journal of Abnormal Child Psychology, 25,* 367-387.

Duda-Kirchhof, K. & Döpfner, M. (2000). Therapieprogramm für Kinder und Jugendliche mit Angststörungen – Behandlungskonzept und Behandlungseffekt. *Kindheit und Entwicklung, 9,* 161-170.

Eisen, A.R. & Silverman, W.K. (1998). Prescriptive treatment for generalized anxiety disorder in children. *Behavior Therapy, 29,* 105-121.

Eley, T.C. & Stevenson, J. (1999). Usinge genetic analyses to clarify the distinction between depressive and anxious symptoms in children. *Journal of Abnormal Child Psychology, 27,* 105-114.

Elicker, J., Englund, M., & Sroufe, L.A. (1992). Predicting peer competence and peer relationships in childhood from early parent-child relationships. In R.D. Parke & G.W. Ladd (Eds.), *Family-Peer Relationships: Modes of Linkage* (pp.77-106). Hillsdale: Lawrence Erlbaum.

Elliott, J.G. (1999). Practitioner review: school refusal: issues of conceptualisation, assessment, and treatment. *Journal of Clinical Child Psychology and Psychiatry, 40,* 1001-1012.

Essau, C.A. & Petermann, U. (1995). Depression bei Kindern und Jugendlichen. *Zeitschrift für Klinische Psychologie, 43,* 18-33.

Essau, C.A. & Petermann, U. (1998). Angststörungen. In F. Petermann (Hrsg.), *Lehrbuch der klinischen Kinderpsychologie und –psychotherapie,* S.219-240. 4.Aufl. Göttingen: Hogrefe.

Esser, G., Ihle, W., Schmidt, M.H., & Blanz, B. (2000). Der Verlauf psychischer Störungen vom Kindes- zum Erwachsenenalter. *Zeitschrift für Klinische Psychologie und Psychotherapie, 29,* 276-283.

Fauber, R.L. & Kendall, P.C. (1992). Children *and* families: integrating the focus of interventions. *Journal of Psychotherapy Integration, 2,* 107-123.

Federer, M., Schneider, S., Margraf, J., & Herrle, J. (2000). Angstsensitivität und Angststörungen bei Achtjährigen. *Kindheit und Entwicklung, 9*, 241-250.

Federer, M., Schneider, S., Margraf, J., & Herrle, J. (2000). Wie erleben Achtjährige Panikanfälle? *Zeitschrift für klinische Psychologie und Psychotherapie, 29*, 195-203.

Flannery-Schroeder, E.C. & Kendall, P.C. (2000). Group and individual cognitive-behavioral treatments for youth with anxiety disorders: a randomized clinical trial. *Cognitive Therapy and Research, 24,* 251-278.

Fordham, K. & Stevenson-Hinde, J. (1999). Shyness, friendship quality, and adjustment during middle childhood. *Journal of Clinical Child Psychology and Psychiatry, 40,* 757-768.

Fydrich, T. & Bürgener, F. (1999). Ratingskala für soziale Kompetenz. In J. Margraf & K. Rudolf (Hrsg.), *Soziale Kompetenz - soziale Phobie* (S.81-96). 2.überarb. u. erw. Aufl. Baltmannsweiler: Schneider.

Gartner, F. & Jirasuo, M. (1999). „Ehrgeizige“ Eltern und schlechte Schulleistungen. *Report Psychologie, 4,* 272-279.

Gasteiger-Klicpera, B. & Klicpera, C. (1999). Erfahrungen als Außenseiter: Die Bedeutung der sozialen Stellung von Kindern in der Klasse und des Klassenklimas. *Kindheit und Entwicklung, 8,* 254-264.

Gasteiger-Klicpera, B. & Klicpera, C. (1999). Soziale Kompetenz bei Kindern mit sozialen Anpassungsschwierigkeiten. *Zeitschrift für Kinder- und Jugendpsychiatrie und Psychotherapie, 27,* 93-102.

Ginsburg, G.S., La Greca, A.M., & Silverman, W.K. (1998). Social anxiety in children with anxiety disorders: relation with social and emotional functioning. *Journal of Abnormal Child Psychology, 26,* 175-185.

Goodyer, I.M. (1994). Developmental psychopathology: the impact of recent life events in anxious and depressed school-aged childrren. *Journal of the Royal Society of Medicine, 87*, 327-329.

Goodyer, I.M. & Altham, P.M.E. (1991). Lifetime exit events and recent social and family adversities in anxious and depressed school-age children and adolescents – I. *Journal of Affective Disorders, 21,* 219-228.

Goodyer, I.M. & Altham, P.M.E. (1991). Lifetime exit events and recent social and family adversities in anxious and depressed school-age children and adolescents – II. *Journal of Affective Disorders, 21,* 229-238.

Goodyer, I., Wright, C., & Altham, P. (1990). The friendships and recent life events of anxious and depressed school-age children. *British Journal of Psychiatry, 156*, 689-698.

Grawe, K. (1998). *Psychologische Therapie.* Göttingen: Hogrefe.

Greenberg, M. (1999). Attachment and Psychopathology in childhood. In J. Cassidy & P.R. Shaver (Eds.), *Handbook of Attachment* (pp. 469-496). New York: Guildford Press.

Grüner, K., Muris, P., & Merckelbach, H. (1999). The relationship between anxious rearing behaviours and anxiety disorders symptomatology in normal children. *Journal of Behavior Therapy, 30*, 27-35.

Hampel, P., Petermann, F., & Dickow, B. (2001). *Stressverarbeitungsfragebogen von Janke und Erdmann angepasst für Kinder und Jugendliche (SVF-KJ).* Göttingen: Hogrefe.

Hirshfeld, D.R., Rosenbaum, J.F., Biederman, J., et al. (1992). Stable behavioral inhibition and ist association with anxiety disorder. *Journal of the American Academy of Child and Adoslescent Psychiatry, 31*, 103-111.

Howard, B.L. & Kendall, P.C. (1996). *Cognitive-behavioral family therapy for anxious children: Therapist manual.* Philadelphia: Temple University.

Howard, B.L. & Kendall, P.C. (1996). Cognitive-behavioral family therapy for anxious children: a multiple-baseline evaluation. *Cognitive Therapy and Research, 20*, 423-443.

Hudson, J.L. & Rapee, R.M. (2001). Parent-child interactions and anxiety disorders: an observational study. *Behaviour Research and Therapy, 39*, 1411-1427.

Hudziak, J.J., Rudiger, L.P., Neale, M.C., et al. (2000). A twin study of inattentive, aggressive, and anxious/depressed behaviors. *Journal of the American Academy of Child and Adolescent Psychiatry, 39*, 469.

Hummel, R.M. & Gross, A.M. (2001). Socially anxious children: an observational study of parent-child interaction. *Child & Family Behavior Therapy, 23*, 19-41.

Ijzendoorn, M.H.v., Juffer F., & Duyvesteyn, M.G.C. (1995). Breaking the intergenerational cycle of insecure attachment: a review of the effects of attachment-based interventions on maternal sensitivity and infant security. *Journal of Child Psychology and Psychiatry, 36*, 225-248.

Jensen, P.S., Hinshaw, S.P., Kraemer, H.C., et al. (2001). ADHD comorbidity findings from the MTA study: comparing comorbid subgroups. *Journal of the American Academy of Child and Adolescent Psychiatry, 40*, 147-158.

Karustis, J.L., Power, T.J., et al. (2000). Anxiety and depression in children with ADHD : Unique associations with academic and social functioning. *Journal of Attention Disorders, 4*, 133-149.

Kashdan, T.B. & Herbert, J.D. (2001). Social anxiety disorders in childhood and adolescence: current status and future directions. *Clinical Child and Family Psychology Review, 4*, 37-61.

Kazdin, A.E. (1990). Childhood depression. *Journal of Child Psychology and Psychiatry, 31*, 121-160.

Kazdin, A.E. (1994). Psychotherapy for children and adolescents. In A.E. Bergin & S.L. Garfield (Eds.), *Handbook of Psychotherapy and Behavior Change, 4th Edition* (pp.543-594). New York: Wiley.

Kazdin, A.E. & Weisz, J.R. (1998). Identifying and developing empirically supported child and adolescent treatments. *Journal of Consulting and Clinical Psychology, 66*, 19-36.

Kendall, P.C. (1992). *Coping Cat Workbook.* Philadelphia: Temple University.

Kendall, P.C. (1994). Treating anxiety disorders in children: results of a randomized clinical trial. *Journal of Consulting and Clinical Psychology, 62*, 100-110.

Kendall, P.C., Brady, E.U., & Verduin, T.L. (2001). Comorbidity in childhood anxiety disorders and treatment outcome. *Journal of the American Academy of Child and Adolescent Psychiatry, 40*, 787-794.

Kendall, P.C., Flannery-Schroeder, E., Panichelli-Mindel, S., et al. (1997). Therapy for youths with anxiety-disorders: a second randomized clinical trial. *Journal of Consulting and Clinical Psychology, 65*, 366-380.

Kendall, P.C. & Gosch, E.A. (1994). Cognitive-behavioral interventions. In T.H. Ollendick, N.J. King, & Yule, W. (Eds.), *International Handbook of Phobic and Anxiety Disorders in Children and Adolescents* (pp. 415-438). New York: Plenum Press.

Kendall, P.C. & Southam-Gerow, M.A. (1996). Long-term follow-up of a cognitive-behavioral therapy for anxiety-disordered youth. *Journal of Consulting and Clinical Psychology, 64*, 724-730.

King, N.J. & Bernstein, G.A. (2001). School refusal in children and adolescents: a review of the past 10 years. *Journal of the American Academy of Child and Adoslescent Psychiatry, 40,* 197-205.

King, N.J., Clowes-Hollins, V., & Ollendick, T.H. (1997). The etiology of childhood dog phobia. *Behavior Research and Therapy, 35,* 77.

King, N.J., Ollendick, T.H., & Prins, P.J.M. (2000). Test-anxious children and adolescents: psychopathology, cognition, and psychophysiological reactivity. *Behaviour Change, 17,* 134-142.

King, N.J., Tonge, B.J., Heyne, D., et al. (1997). Cognitive-behavioral treatment of school refusing children: a controlled trial. *Journal of the American Academy of Child and Adoslescent Psychiatry, 37,* 395-403.

Klein, M. & Zobel, M. (1997). Kinder aus alkoholbelasteten Familien. *Kindheit und Entwicklung, 6,* 133-140.

Kovacs, M. & Devlin, B. (1998). Internalizing disorders in childhood. *Journal of Child Psychology and Psychiatry, 39,* 47-63.

Kristensen, H. (2000). Selective mutism and comorbidity with developmental disorder/delay, anxiety disorder, and elimination disorder. *Journal of the American Academy of Child and Adolescent Psychiatry, 39,* 249-256.

Krohne, H.W. & Hock, H. (1991). Relationships between restrictive mother-child interactions and anxiety of the child. *Anxiety Research, 4,* 109-124.

Krohne, H.W. & Hock, M. (1994). *Elterliche Erziehung und Angstentwicklung des Kindes. Untersuchungen über die Entwicklungsbedingungen von Ängstlichkeit und Angstbewältigung.* Bern: Huber.

Last, C.G., Hansen, C., & Franco, N. (1997). Anxious children in adulthood: a prospective study of adjustment. *Journal of the American Academy of Child and Adolescent Psychiatry, 36,* 645-652.

Last, C.G., Hansen, C., & Franco, N. (1998). Cognitive-behavioral treatment of school phobia. *Journal of the American Academy of Child and Adolescent Psychiatry, 37,* 404-411.

Last, C.G., Perrin, S., Hersen, M., & Kazdin, A.E. (1992). DSM-III-R anxiety disorders in children: sociodemographic and clinical characteristics. *Journal of the American Academy of Child and Adolescent Psychiatry, 31,* 1070-1076.

Laucht, M., Esser, G., & Schmidt, M.H. (2000). Externalisierende und internalisierende Störungen in der Kindheit: Untersuchungen zur Entwicklungspsychopathologie. *Zeitschrift für Klinische Psychologie und Psychotherapie, 29,* 284-292.

Legrand, L.N., McGue, M., & Iacono, W.G. (1999). A twin study of state and trait anxiety in childhood and adolescence. *Journal of Clinical Child Psychology and Psychiatry, 40,* 953-958.

Lewinsohn, P.M., Gotlib, I.H., Lewinsohn, M., Seeley, J.R., & Allen, N.B. (1998). Gender differences in anxiety disorders and anxiety symptoms in adolescents. *Journal of Abnormal Psychology, 107,* 109-117.

Lichtenstein, P. & Annas, P. (2000). Heritability and prevalence of specific fears and phobias in childhood. *Journal of Clinical Child Psychology and Psychiatry, 41,* 927-937.

Lowry-Webster, H.M., Barrett, P.M., & Dadds, M.R. (2001). A universal prevention trial of anxiety and depressive symptomatology in childhood: preliminary data from an Australian study. *Behaviour Change, 18,* 36-50.

Manassis, K. (2000). Childhood anxiety disorders: lessons from the literature. *Canadian Journal of Psychiatry, 45*, 724-730.

Manassis, K., Bradley, S., Goldberg, S., Hood, J., & Swinson, R.P. (1995). Behavioural inhibition, attachment and anxiety in children of mothers with anxiety disorders. *Canadian Journal of Psychiatry, 40*, 87-92.

Manassis, K. & Hood, J. (1997). Individual and familial predictors of impairment in childhood anxiety disorders. *Journal of the American Academy of Child and Adolescent Psychiatry, 37,* 428-434.

Manassis, K. & Monga, S. (2001). A therapeutic approach to children and adolescents with anxiety disorders and associated comorbid conditions. *Journal of the American Academy of Child and Adolescent Psychiatry, 40,* 115-117.

Markie-Dadds, C., Turner, K.M.T., & Sanders, M.R. (1999). *Triple-P: Gruppenarbeitsbuch für Eltern.* Herausgeber der deutschen Ausgabe: PAG Institut für Psychologie AG. Münster: Verlag für Psychotherapie.

Maur, S., Landgraf, A., & Oehler, K.U. (2001). *Training für sozial unsichere und ängstliche Grundschulkinder und deren Eltern in einer kinderpsychiatrischen Praxis.* Unveröffentlichtes Manuskript, eingereicht für den Förderpreis 2001 der „Stiftung für ambulante Psychiatrie und Psychotherapie im Kindes- und Jugendalter – Christian Karl Dieter Moik Stiftung“.

Melfsen, S. (1998). Die deutsche Fassung der Social Anxiety Scale for Children Revised (SASC-R-D): Psychometrische Eigenschaften und Normierung. *Diagnostica, 44,* 153-163.

Melfsen, S. & Florin, I. (1997). Ein Fragebogen zur Erfassung sozialer Angst bei Kindern (SASC-R-D). *Kindheit und Entwicklung, 6*, 224-229.

Melfsen, S., Florin, I., & Warnke, A. (2001). *Sozialphobie- und Angstinventar für Kinder (SPAIK).* Göttingen: Hogrefe.

Melfsen, S., Osterlow, J. & Florin, I. (2000). Deliberate emotional expressions of socially anxious children and their mothers. *Journal of Anxiety Disorders, 14*, 249-261.

Mendlowitz, S.L., Manassis, K., Bradley, S., Scapillato, D., Miezitis, S., & Shaw, B.F. (1999). Cognitive-behavioral group treatment in childhood anxiety disorders: the role of parental involvement. *Journal of the American Academy of Child and Adolescent Psychiatry, 38,* 1223-1229.

Mesman, J. & Koot, H.M. (2000). Child-reported depression and anxiety in preadolescence: I. Associations with parent- and teacher-reported problems. *Journal of the American Academy of Child and Adolescent Psychiatry, 39,* 1371-1378.

Messer, S. C. & Beidel, D.C. (1994). Psychosocial correlates of childhood anxiety disorders. *Journal of the American Academy of Child and Adolescent Psychiatry, 33,* 975-983.

Murdoch James, E., Reynolds, C.R., & Dunbar, J. (1994). Self-report instruments. In T.H. Ollendick, N.J. King, & Yule, W. (Eds.), *International Handbook of Phobic and Anxiety Disorders in Children and Adolescents* (pp. 317-329). New York: Plenum Press.

Muris, P., Merckelbach, H., & Damsam, E. (2000). Threat perception bias in nonreferred, socially anxious children. *Journal of Clinical Child Psychology, 29,* 348-359.

Muris, P., Schmidt, H., & Merckelbach, H. (1999). The structure of specific phobia symptoms among children and adolescents. *Behavior Research and Therapy, 37,* 863-868.

Nauta, M.H., Scholing, A., Emmelkamp, P.M.G., & Mindeera, R.B. (2001). Cognitive-behavioural therapy for anxiety disordered children in a clinical setting: does additional cognitive parent training enhance treatment effectiveness? *Clinical Psychology and Psychotherapy, 8,* 330-340.

Nilzon, K.R. & Palmérus, K. (1997). Anxiety in depressed school children. *School Psychology International, 18,* 165-177.

Oehler, C., Born A., & Oehler, K. (2001). *Gruppentrainingsprogramm für Eltern mit ADD/ADHD-Kindern.* KJP-Fortbildungsinstitut Würzburg, unveröffentlichtes Manuskript.

Ollendick, T.H. & King, N.J. (1998). Empirically supported treatments for children with phobic and anxiety disorders: current status. *Journal of Clinical Child Psychology, 27,* 156-167.

Parke, R.D., Cassidy, J., Burks, V.M., et al. (1992). Familial contributions to peer competence among young children: the role of interactive and affective processes. In R.D. Parke & G.W. Ladd (Eds.), *Family-Peer Relationships: Modes of Linkage* (pp.107-134). Hillsdale: Lawrence Erlbaum.

Petermann, U., Essau, C.A. & Petermann, F. (2000). Angststörungen. In F. Petermann (Hrsg.), *Lehrbuch der klinischen Kinderpsychologie und –psychotherapie*, S.227-270. 4. Aufl. Göttingen: Hogrefe.

Petermann, U. & Petermann, F. (1996). *Training mit sozial unsicheren Kindern. Einzeltraining, Kindergruppen, Elternberatung.* Weinheim: PVU.

Petit, G.S. & Mize, J. (1993). Substance and style : Understanding the ways in which parents teach children about social relationships. In S.Duck (Ed.), *Learning about Relationships* (pp.118-151). Newbury Park: Sage.

Plück, J., Döpfner, M. & Lehmkuhl, G. (2000). Internalisierende Auffälligkeiten bei Kindern und Jugendlichen in Deutschland – Ergebnisse der PAK-KID-Studie. *Kindheit und Entwicklung, 9,* 133-142.

Prins, P.J.M. & Hanewald, G.J.F.P. (1997). Self-statements of test-anxious children: thought-listing and questionnaire approaches. *Journal of Consulting and Clinical Psychology, 65,* 440-447.

Prior, M., Smart, D., Sanson, A., & Oberklaid, F. (2000). Does shy-inhibited temperament in childhood lead to anxiety problems in adolescence? *Journal of the American Academy of Child and Adolescent Psychiatry, 39,* 461-468.

Rapee, R.M. (1997). Potential role of childrearing practices in the development of anxiety and depression. *Clinical Psychology Review, 17,* 47-67.

Rossmann, P. (1993). *Depressiontest für Kinder: DTK.* Bern: Huber.

Rubin, K.H., Bukowski, W., & Parker, J.G. (1998). Peer interactions, relationships, and groups. In W.Damon & N. Eisenberg (Eds.), *Handbook of Child Psychology, Vol. 3: Social, Emotional, and Personality Development* (pp. 619-691). New York: Wiley.

Rubin, K.H., Coplan, R.J., Fox, N.A., & Calkins, S.D. (1995). Emotionality, emotion regulation and preschoolers' social adaptation. *Development and Psychopathology, 7,* 49-62.

Rubin, K.H. & Mills, R.S.L. (1991). Conceptualizing developmental pathways to internalizing disorders in childhood. *Canadian Journal of Behavioural Science, 23,* 300-317.

Schlippe, A.v. & Schweitzer, J. (2000). *Lehrbuch der systemischen Therapie und Beratung.* 7. Aufl. Göttingen: Vandenhoeck & Ruprecht.

Schneider, B.H., Atkinson, L., & Tardif, C. (2001). Child-parent attachment and children's peer relations: a quantitative review. *Developmental Psychology, 37,* 86-100.

Schneider, S. (1999). Kognitive Verhaltenstherapie bei Angststörungen im Kindesalter. *Kindheit und Entwicklung, 8,* 226-233.

Schwartz, C.E., Snidman, N., & Kagan, J. (1999). Adolescent social anxiety as an outcome of inhibited temperament in childhood. *Journal of the American Academy of Child and Adolescent Psychiatry, 38,* 1008-1015.

Shortt, A.L., Barrett, P.M., Dadds, M.R., & Fox, T.L. (2001). The influence of family and experimental context on cognition in anxious children. *Journal of Abnormal Child Psychology, 29,* 585-596.

Silverman, W.K., Kurtines, W.M., Ginsburg, G.S., Weems, C.F., Rabian, B., & L.T. Serafini. (1999). Contingency management, self-control, and education support in the treatment of childhood phobic disorders: a randomized clinical trial. *Journal of Consulting and Clinical Psychology, 67,* 675-687.

Silverman, W.K., Kurtines, W.M., Ginsburg, G.S., Weems, C.F., White Lumpkin, P., & Hicks Carmichael, D. (1999). Treating anxiety disorders in children with group cognitive-behavioral therapy: a randomized clinical trial. *Journal of Consulting and Clinical Psychology, 67,* 995-1003.

Simonian, S.J., Beidel, D.C., Turner, S.M., Berkes, J.L., & Long, J.H. (2001). Recognition of facial affect by children and adolescents diagnosed with social phobia. *Child Psychiatry and Human Development, 32,* 137-145.

Siqueland, L., Kendall, P.C., & Steinberg, L. (1996). Anxiety in children: Perceived family environments and observed family interactions. *Journal of Clinical Child Psychology, 25,* 225-237.

Spence, S.H. & Dadds, M.R. (1996). Preventing childhood anxiety disorders. *Behaviour Change, 13,* 241-249.

Spence, S.H., Donovan, C., & Brechman-Toussaint, M. (2000). The treatment of childhood social phobia : the effectiveness of a social skills training-based, cognitive-behavioural intervention, with and without parental involvement. *Journal of Child Psychology and Psychiatry, 41,* 713-726.

Stark, K.D., Humphrey, L.L., Crook, K., & Lewis, K. (1990). Perceived family environments of depressed and anxious children: child's and maternal figure's perspectives. *Journal of Abnormal Child Psychology, 18,* 527-547.

Stewart, S.L. & Rubin, K.H. (1995). The social problem-solving skills of anxious-withdrawn children. *Development and Psychopathology, 7,* 323-336.

Stiensmeier-Pelster, J., Schürmann, M. & Duda, K. (2000). *Depressions-Inventar für Kinder und Jugendliche (DIKJ).* 2., überarbeitete und neunormierte Aufl. Göttingen: Hogrefe.

Thapar, A. & McGuffin, P. (1995). Are anxiety symptoms in childhood heritable? *Journal of Clinical Child Psychology, 36,* 439-447.

Thurner, F. & Tewes, U. (2000). *Kinder-Angst-Test-II.* Göttingen: Hogrefe.

Topolski, T.D., Hewitt, J.K., Eaves, L., et al. (1999). Genetic and environmental influences on ratings of manifest anxiety by parents and children. *Journal of Anxiety Disorders, 13,* 371-397.

Toren, P., Wolmer, L. et al. (2000). Case series: brief parent-child group therapy for childhood anxiety disorders using a manual-based cognitive-behavioral technique. *Journal of the American Academy of Child and Adolescent Psychiatry, 39,* 1309-1312.

Turner, S.M., Beidel, D.C., & Wolff, P.L. (1996). Is behavioral inhibition related to anxiety disorders? *Clinical Psychology Review, 16,* 157-172.

Twenge, J.M. (2000). The age of anxiety? Birth cohort change in anxiety and neuroticism, 1952-1993. *Journal of Personality and Social Psychology, 79*, 1007-1021.

Vasey, M.W., Daleiden, E.L., Williams, L.L., & Brown, L. (1995). Biased attention in childhood anxiety disorders: a preliminary study. *Journal of Abnormal Child Psychology, 23,* 267-279.

Velting, O.N. & Albano, A.M. (2001). Current trends in the understanding and treatment of social phobia in youth. *Journal of Clinical Child Psychology and Psychiatry, 42,* 127-140.

Vostanis, P., Nicholls, J. & Harrington, R. (1994). Maternal expressed emotion in conduct and emotional disorders of childhood. *Journal of Child Psychology and Psychiatry, 35*, 365-376.

Wagner, K.D. (2001). Generalized anxiety disorder in children and adolescents. *The Psychiatric Clinics of North America, 24,* 139-153.

Warren, S.L., Huston, L., Egeland, B., & Sroufe, L.A. (1997). Child and adolescent anxiety disorders and early attachment. *Journal of the American Academy of Child and Adolescent Psychiatry, 36,* 637-644.

Whaley, S.E., Pinto, A. & Sigman, M. (1999). Characterizing interactions between anxious mothers and their children. *Journal of Consulting and Clinical Psychology, 67*, 826-836.

Wieczerkowski, W., Nickel, H., Janowski, A., Fittkau, B., & Rauer, W. (1974/1998). *Angstfragebogen für Schüler (AFS).* Göttingen: Hogrefe.

Wüthrich, C., Mattejat, F., & Remschmidt, H. (1997). Kinder depressiver Eltern. *Kindheit und Entwicklung, 6,* 141-146.

Zahn-Waxler, C., Klimes-Dougan, B., & Slattery, M.J. (2000). Internalizing problems of childhood and adolescence: prospects, pitfalls, and progress in understanding the development of anxiety and depression. *Development and Psychopathology, 12,* 443-466.

Psychodiagnostische Testverfahren

Test	Autoren	Skalen	Alter
Angstfragebogen für Schüler (AFS)	Wieczerkowski et al. (1974)	Prüfungsangst, Manifeste Angst, Schulunlust, Soziale Erwünschtheit	9-17 J.
Child Behavior Checklist (CBCL/4-18)	Arbeitsgruppe deutsche CBCL (1998)	8 Syndromskalen, zusammengefasst in internalisierend und externalisierend, Kompetenzskalen	4-18 J.
Depressionstest für Kinder (DTK)	Rossmann (1993)	Dysphorie/Selbstwert, agitiertes Verhalten, psychosomatische Aspekte	9-14 J.
Depressionsinventar für Kinder und Jugendliche (DIKJ)	Stiensmeier-Pelster et al. (2000)	Ausprägungsgrad einer depressiven Störung	8-17 J.
Kinder-Angst-Test-II (KAT-II)	Thurner & Tewes (2000)	Ängstlichkeit, akute Angstzustände, Intensität eines bereits überstandenen Angstzustandes	ab 9 J.
Sozialphobie- und Angstinventar für Kinder (SPAIK)	Melfsen, Florin & Warnke (2001)	Gesamtwert, Interaktionssituationen, Leistungssituationen, kognitive und somatische Symptome	8-16 J.
Streßverarbeitungsfragebogen für Kinder und Jugendliche (SVF-KJ)	Hampel et al. (2001)	Bagatellisierung, Ablenkung/ Erholung, Situationskontrolle, positive Selbstinstruktionen, soz. Unterstützungsbedürfnis, passive Vermeidung, gedankliche Weiterbeschäftigung, Resignation, Aggression	8-13 J.

Anm.: Weiter gibt es noch die folgenden Fragebögen, die aber noch nicht als Tests veröffentlicht worden sind:
- Social Anxiety Scale for Children (SASC-R-D) von Melfsen & Florin (1997) bzw. Melfsen (1998)
- Phobiefragebogen für Kinder und Jugendliche (PHOKI) von Döpfner (erscheint vorrauss. 2003)